M

W

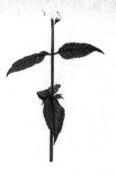

D1607567

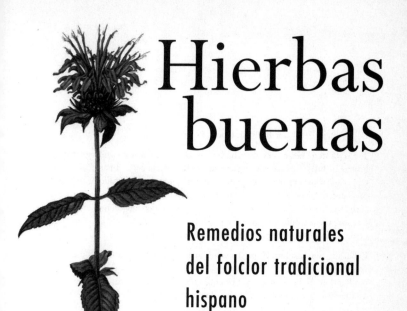

Hierbas buenas

Remedios naturales del folclor tradicional hispano

Anthony M. DeStefano

 Random House Español — Nueva York

Publicado por Random House Español, una división del Random House
Information Group, 280 Park Avenue, New York, NY 10017, USA, afiliado
del Random House Company. Fue publicado por primera vez, en inglés, en
1999 por la casa editorial Ballantine Books, bajo el título *Latino Folk Medicine:
Healing Herbal Remedies from Ancient Traditions*.
Copyright © 1999 por Anthony M. DeStefano.

Random House, Inc., Nueva York, Toronto, Londres, Sydney, Auckland.

RANDOM HOUSE ESPAÑOL y su colofón son marcas registradas del
Random House Information Group.

www.rhespanol.com

Edición a cargo de José Lucas Badué
Traducido del inglés al español por Rafael Marcos y Graciela Lecube
Producción del libro a cargo de Marina Padakis y Pat Ehresmann
Diseño del libro por Elina Nudelman
Diseño de la cubierta por Fernando Galeano

ISBN 0-609-81104-5

Primera edición
Impreso en los Estados Unidos de América

Yerbero moderno copyright © by Music of Today, Nueva York.
Seguro internacional de derechos de autor. Impreso con permiso. Todos los
derechos reservados.

10 9 8 7 6 5 4 3 2 1

Se oye el rumor de un pregonar
Que dice así:
"¡El yerberito llegó! '¡Llegó!'
'Traigo herba santa pa' la garganta;
Traigo caisimón pa' la hinchazón;
Traigo abre camino pa' tu destino;
Traigo la ruda pa'l que estornuda.
También traigo albahaca pa' la gente flaca;
El apasote para los brotes;
El vetiver para el que no ve;
¡Y con ese hierba se casa usted!' "
— Yerbero moderno *de Néstor Nili*
e interpretado por Celia Cruz

Aviso importante

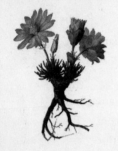

La información y los consejos presentados en este libro han sido examinados por médicos expertos. Sin embargo, no deben ser utilizados como sustitutos a las recomendaciones de su médico particular u otro experto profesional en medicina.

Le aconsejamos que consulte con su doctor con respecto a todo asunto que requiera atención médica o diagnosis, y que además, compruebe con su médico antes de administrar o emprender cualquier tratamiento.

Agradecimientos

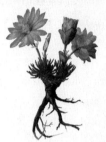

Como el proyecto empezó desde cero, hubo varias personas que me ayudaron durante todo el camino en lo que resultó ser un recorrido revelador. Empiezo por darles las gracias a todos.

Mientras examinaba algunas revistas en la biblioteca del Jardín Botánico de Nueva York, mi esposa Susan encontró información sobre una conferencia de etnobotánica que iba a celebrarse en el mes de septiembre de 1999 en Costa Rica. El organizador del simposio, Ronald Chaves, me invitó con los brazos abiertos. Me dijo que estaría honrado con mi presencia. Fui a San José de Costa Rica—en lo resultó ser una semana informativa—como delegado al Simposio Internacional de Etnobotánica. Los trabajos presentados ahí y las conversaciones que tuve con muchos me proporcionaron una gran cantidad de información fundamental que resultó ser útil al escribir este libro, y por ello le doy las gracias al profesor Chaves y a su colaborador, el doctor Alaine Touwaide.

Les doy las gracias a también a varios delegados al Simposio que me proporcionaron información útil: Emanuela Appetiti, el doctor Bradley Bennett, Margalis Bittner, Doris Burtscher, la doctora Paola Capone, David Crandall, la doctora Nina Etkin, la doctora Mildred García, la doctora Felicia Heidenreich, Maritza Hoeneisen, Christine Kabuye, la doctora Ruth Kutalek, el doctor Irmgard Merfort, el doctor Daniel Moerman, el doctor J. du Plooy, el doctor Armin Prinz, Luis Proveda, Adriana Quirós, el doctor John M. Riddle, Solveig Schrickel, la doctora Vassiliki (Betty) Smocovitis, Lucy Swart, John Weeks y la doctora Zohara Yaniv. En particular quisiera destacar a Kattia Rosales del Instituto Nacional de Biodiversidad Inbio de Costa Rica por proporcionarme información sobre las plantas medicinales de su país, y también por compartir conmigo documentos muy útiles.

En casa, mi esposa Susan me guió con paciencia para superar las dificultades del uso del programa de computación Microsoft Word, y me sacó de la desesperación cuando las cosas no me iban bien con la computadora. La comprensión y el apoyo de Susan—sobre todo cuando se tiene en cuenta todos los quehaceres que le ocuparon el tiempo durante el tiempo que yo estaba escribiendo—me ayudó muchísimo. Mi padre, Michael

DeStefano también me contó de su juventud en el barrio East Harlem.

En el Jardín Botánico de Nueva York en El Bronx, Carl Lauby y Michael Balick me proporcionaron información y pistas importantes. En Manhattan, Antonio Mora y sus socios Lisa y George Vargas me orientaron en la cultura botánica. Desde las islas Hawaianas, la curandera Elena Ávila me orientó en su arte de curación. En el laboratorio Shaman Pharmaceuticals, Lisa Conte y Steven King me ofrecieron generosamente su tiempo y atención, así como lo hizo el doctor Alan D. Snow del laboratorio ProteoTech, Inc., Gordon Cragg del Instituto Nacional del Cáncer de los Estados Unidos, y Nancy Jeffery de la Oficina de Salud Pública del Ayuntamiento de Nueva York.

Dos amigas rumanas—Virginia Farcas y Carmen Firas—me ayudaron mucho al contarme sobre sus experiencias infantiles con las hierbas medicinales. También estoy muy agradecido a mis colegas del periódico *Newsday* por su paciencia conmigo, y sobre todo al director asociado de redacción Les Payne, que ajustó mi horario para así darme tiempo para escribir este libro.

Y por último, les doy las gracias a mi agente, Laura Dail, su asistente Francesca Farinacci, y a mis editores en la casa editorial Ballantine que trabajaron en la edición de lengua inglesa de este libro, Cathy Repetti y Allison H. Dickens, por el apoyo que me dieron para llevar a cabo este proyecto.

Contenido

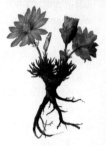

Contenido

Introducción

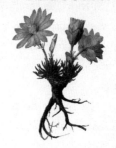

En un apartamento del barrio de East Harlem en el municipio de Manhattan (ciudad de Nueva York), una mujer diminuta pero fuerte, de cabellos cortos, mira con preocupación al chico pequeño en la cama de hierro. El niño estaba cubierto con una capa gruesa de mantas y trataba de descansar lo mejor que podía a pesar de que una infección pulmonar le hacía difícil la respiración.

Era alrededor del año 1927 cuando los médicos aún hacían visitas domiciliarias. El médico sentado a la cabecera de la cama se volvió hacia la mujer y le dijo que sería mejor que el chico descansara bien. También le dijo que consiguiera semillas de mostaza y que hiciera lo que sabía hacer según las tradiciones de su país de origen: una pasta con la planta y agua, y luego poner toda la mezcla en una toalla gruesa. El paño húmedo tenía que ponérselo en el pecho del pequeño durante unos minutos. Si todo iba bien, el sinapismo de mostaza le dilataría los vasos sanguíneos en el pecho y le aumentaría la circulación sanguínea, así rompiéndole la congestión y aclarándole los conductos bronquiales y los pulmones al chico.

La mujer de pie al lado de la cama era mi abuela italiana inmigrante. El chico en cama con bronquitis era mi padre.

Evidentemente mi padre se recuperó totalmente y llegó a criarse en un sector de la ciudad de Nueva York que era entonces habitado por inmigrantes italianos y judíos. Hoy en día, la zona en la que mi familia estableció sus raíces en los Estados Unidos es aún un centro de inmigración y un lugar en el que se practica la medicina popular. Sin embargo, la antigua colonia europea se ha ido de ahí, y la ha reemplazado la inmigración de la América Latina, un flujo de personas de habla española que han cambiado el panorama político y social de la ciudad.

Las casas del vecindario en donde vivía mi familia es ahora un armazón vacío de un edificio. Pero la mayor parte del barrio—con su espíritu marcado por viviendas antiguas—está viva y vibrante, resonante con los sonidos, las vistas y los olores de la cultura hispana. En los años posteriores a la segunda guerra mundial, los puertorriqueños llegaron en masa. Aunque en realidad no eran inmigrantes, puesto que su país es un Estado Libre Asociado de los Estados Unidos, los puertorriqueños le dieron a East Harlem un aspecto peculiar de barrio hispano. Con una infraestructura compuesta por bodegas, iglesias y tiendas, la zona se convirtió en una atracción para otros inmigrantes de habla española, tanto es así que para el decenio de los años noventa, grandes secciones del barrio estaban pobladas por dominicanos, ecuatorianos, mexicanos y por otros recién llegados de vario países de tradición hispana.

Para el año 2001 se espera que la población inmigrante hispana sea el mayor grupo minoritario en la ciudad de Nueva York. Y con respecto al resto de los Estados Unidos, se espera que para el año 2025 los hispanos lleguen a ser cuarenta millones.

Los hispanos que llegan a Nueva York, Los Ángeles, Houston o cualquier otro centro importante de inmigración de los Estados Unidos traen con ellos muchos aspectos de sus culturas tradicionales. Entre ellos se encuentra la práctica de la medicina tradicional, conocida entre los angloparlantes como "medicina complementaria" o "medicina alternativa". Basada mayormente en el uso de una amplia variedad de plantas medicinales, pero ligada a cierto número de otras prácticas más espirituales, la medicina tradicional hispana ha sido transplantada firmemente junto con las culturas de los inmigrantes. Esto se manifiesta claramente en un paseo por el barrio East Harlem de hoy. A pocas cuadras del edificio donde vivía mi familia—en el este de la calle 112, en donde mi abuela practicaba sus curas populares mediterráneas—ahora hay algunas botánicas, las tiendas en donde se venden plantas medicinales, perfumes, agua fragante, y otros artículos utilizados por los hispanos para el cuidado de la salud física y espiritual. El mismo tipo de tiendas se encuentra esparcidas por todo los Estados Unidos en los vecindarios de las ciudades en las que viven muchos hispanos.

Basada en tradiciones que se han transmitido a través de los siglos de las culturas antiguas de los mayas, los aztecas y los incas, así como de los pueblos indígenas del Amazonas y de otras regiones de la América Latina, la medicina popular hispana es una de las muchas tradiciones culturales que se basa en las plantas. Nadie sabe con certeza cuándo fue que los seres humanos empezaron a utilizar las plantas para tratar las enfermedades, pero sí se sabe que fue en algún momento en los últimos diez mil años, el periodo en el que—según creen los botánicos—se empezaron a cultivar las plantas. Los chinos tienen un texto médico que habla de los remedios de hierbas que data del año 2000 a.C., y la medicina tradicional de los ayurvedicas de la India es por lo menos, igual de antigua. El médico de la Grecia clásica Hipócrates escribió sobre las plantas medicinales útiles, como lo hizo el médico romano Galeno. En el siglo I d.C., Pedáneo Dioscórides, un médico que viajaba con el ejército romano, escribió *De materia médica*, en donde describe cerca de seiscientas plantas que se decía poseer poderes curativos. Esta es considerada hoy en día como un clásico de la historia botánica y farmacológica.

Sin embargo, no quedan muchas obras escritas que

comprenden el conocimiento médico de las culturas hispanas de la antigüedad. Hay algunos fragmentos de documentos, pero nada en lo que las culturas latinoamericanas pudieran basarse como una fuente escrita disponible de los conocimientos de sus sistemas médicos tradicionales. En lugar de ello, se utilizan medios más corrientes para transmitir las tradiciones de la medicina popular latinoamericana de generación en generación. Los curanderos, que trabajan con los elementos espirituales como forma de tratar cualquier enfermedad, son la razón por la cual las antiguas tradiciones se han mantenido vivas, sobre todo en la cultura mexicana. Su poder de curación procede de años de entrenamiento, experiencia y práctica en curar el cuerpo y el alma a la misma vez. Los chamanes y otros curanderos también han transmitido este conocimiento especial del cuidado de la salud, sobre todo en las zonas de selva tropical. Pero en la mayoría de los casos, ha sido la transmisión verbal y cotidiana—madres hablando con hijas, padres con hijos—la que explica cómo la medicina tradicional hispana se ha abierto paso a través de los siglos.

Hoy en día muchos más estadounidenses recurren a la medicina alternativa. En un estudio publicado en el 1998 en la revista médica *Journal of the American Medical Association*, se calculaba que el 42,1 por ciento de los estadounidenses utilizaron al menos una de dieciséis terapias alternativas en el año anterior, un aumento con respecto al 33,8 por ciento sobre el año 1990. Entre las terapias que se encuentran con más frecuencia están la medicina de hierbas, el masaje, los remedios populares,

la curación con energía y la homeopatía. Se calcula que
los remedios de hierbas, ya un elemento básico del
cuidado de la salud de muchos hispanos, ahora los utilizan más de treinta millones de personas en los Estados
Unidos. En una visita a cualquier supermercado o tienda
de alimentos para la salud se puede ver descubrir varios
estantes llenos de productos nutritivos de hierbas. En el
1997, según la revista *Consumer Reports*, se calculó que
los estadounidenses gastaron más de doce mil millones
de dólares en vitaminas, suplementos basados en hierbas
y otros productos para la salud. Y por todo el mundo, el
uso de hierbas y otros remedios populares lo practica el
ochenta por ciento de la humanidad, según cálculos de la
Organización Mundial de la Salud.

La mayoría de los estadounidenses que usan suplementos de hierbas ha centrado su atención en productos
botánicos claves, tal como el palmito, la infusión de
malta sin fermentar, y la kava-kava. La lista de productos
sigue aumentando, aunque legalmente se pueden comercializar sólo como suplementos nutritivos, y no
como curas ni medicinas. Cualquiera que sea la posición
de la Administración de Fármacos y Alimentos de los
Estados Unidos (Food and Drug Administration) con
respecto a la legalidad de utilizar hierbas como medicinas, muchos hispanos en los Estados Unidos recurren a
las plantas medicinales como una forma normal de tratar
las enfermedades, y seguirán haciéndolo como su tradición y experiencia lo indica. La variedad de remedios
yerberos que emplean los hispanos va de la muy bien

conocida áloe, a la menos conocida caña agria. Es una farmacopea con centenares de nombres.

Una gran parte del uso popular de los remedios herbales entre los hispanos se basa en el hecho de que sus diversos lugares de donde originan en la América Latina (México, la América Central, el Caribe y la América del Sur) son zonas tropicales con una gran abundancia de plantas. Las regiones templadas—como los Estados Unidos y Europa—tienen igualmente una flora impresionante, pero no en lo que se refiere a las plantas con posibilidades curativas. Por eso, los trópicos son un caso especial. Como cualquier botánico sabe, las plantas de las regiones tropicales viven en un medio ambiente sumamente competitivo, en donde el frío no elimina la amenaza de insectos y animales herbívoros, y también en donde los hongos y otros organismos se reproducen durante todo el año. Debido a esto, las plantas tropicales producen productos químicos que les ayudan a sobrevivir. Son estos los mismos productos químicos que hacen que las plantas sean útiles como medicinas populares. Por eso no le debe sorprender a nadie que, viviendo tan cerca y a través de los siglos con una fuente tan abundante de plantas medicinales, las culturas hispanas se acataran a un sistema de medicina basado en las hierbas naturales.

El objetivo de este libro es familiarizar al lector, tanto el lector profano como el profesional de la medicina, con algunas de las curas basadas en plantas más populares entre los hispanos. Con el aumento continuo de la población de habla española en los Estados Unidos, que

llegó a alcanzar aproximadamente los treinta y dos millones en el año 2000, es justo decir que algunas medicinas tradicionales de las culturas hispanas saldrán de las
colonias de inmigrantes y se volverían aceptables y útiles
en la cultura dominante estadounidense. Con frecuencia,
los que practican el cuidado normal de la salud, ya sean
médicos, siquiatras u otros especialistas, no están fami-
liarizados con los remedios tradicionales que utilizan los
hispanos, y por ende, descartan estos remedios. Uno de
los motivos por esto, según Elena Ávila, una sicóloga que
ejerce de curandera, es que muchos médicos no utilizan
ningún tratamiento que no pueda definirse con un
"enfoque científico". La mayoría de los médicos, según
dice Ávila en su libro *Woman Who Glows in the Dark*, creen
que las enfermedades tienen una causa concreta (las bacterias o un virus, por ejemplo), en lugar de cosas que no
son concretas, tal como la emoción y el espíritu. Aunque
puede ser ciertamente difícil para un médico formado en
la ciencia occidental aceptar los elementos espirituales de
la medicina hispana, el conocimiento de las prácticas de
salud valorada por una cultura puede ayudar muchísimo a
un médico a la hora de atender las necesidades de los
inmigrantes, ya que amplía el nivel de comunicación
entre el médico y su paciente. Además, el conocer más
acerca de la medicina tradicional hispana por parte de un
médico hace de la medicina corriente una opción más
favorable cuando se necesita en el caso de una enfermedad aguda.

Existe aún otro motivo por investigar la medicina

tradicional de las culturas hispanas: la preservación de un conocimiento especial que está en peligro de desaparecer. Otros autores han tratado el problema más ampliamente, específicamente los botánicos y otros científicos que temen que las selvas tropicales y las culturas indígenas que las salvaguardan están en vías de extinción. O sea, para expresarlo de una forma más sencilla, las tradiciones populares son frágiles, y con el paso de cada generación se pierde un poco del conocimiento humano acumulado. "El uso farmacéutico de muchas especies de plantas, como vincapervinca, aspirina, ipecacuana, y quinina entre otras, tiene una larga historia de uso indígena", escribe el botánico Michael Balick del Jardín Botánico de Nueva York, "pero mucho de este conocimiento desaparece con el paso de cada generación de curanderos nativos". Mientras estudiaba las plantas medicinales en el país centroamericano de Belice, Balick y sus colegas se encontraron con ciertos casos en los que el nieto de un curandero lamentaba no haber aprendido nunca los usos de la medicina tradicional cuando todavía vivían los que tenían ese conocimiento. Este libro trata de preservar dicho conocimiento.

Aunque el uso de las plantas y sus sustancias en el cuidado de la salud tradicional se destaca claramente en estas páginas, este libro no está destinado a ser una defensa ciega de algunas prácticas, ni un seguimiento de ellas sin crítica. Incluso, una simple mirada a algunas publicaciones médicas mostrará casos en los que el uso de algunos productos yerberos, así como la dependencia en los curanderos populares, resultó en una enfermedad, o incluso la muerte. Así que, donde sea necesario, habrá advertencias sobre algunas plantas y sobre las prácticas populares descritas.

Por muy amplio que sea el uso de las plantas medicinales, no ha habido muchas pruebas clínicas hechas con personas para probar su eficacia y su seguridad. Dicho sencillamente, las pruebas clínicas son caras, llegando a costar decenas de millones de dólares. Por eso, en los Estados Unidos las pruebas clínicas las llevan a cabo los laboratorios farmacéuticos sólo cuando existe una gran probabilidad de que el producto sea aprobado por el gobierno federal, y por ende, llegue al mercado. Sin embargo, sí se han hecho muchos estudios sobre el uso medicinal de las plantas en el laboratorio, utilizando células humanas en vidrio o animales. Muchos de estos estudios serán explicados en este libro.

Con los adelantos en las computadoras y las técnicas de laboratorio, algunos laboratorios están haciendo búsquedas sistemáticas en la América Latina por las plantas que puedan proporcionar nuevas medicinas. Algunos estudios han confirmado que ciertas sustancias de plantas no son dañinas—y si quizás sí hacen en realidad lo que dicen los que ejercen la medicina tradicional—se sienta así la base para estudios más complicados. Otros resultados son más concretamente prometedores y han llevado a más estudios, especialmente en el campo del SIDA, la diabetes, el cáncer y el mal de Alzheimer. Dos plantas medicinales que se señalan en este libro figuran de manera destacada en la investigación médica actual: la uña de gato (*Uncaria tormentosa*) se está estudiando como la fuente de una posible medicina para combatir el mal de Alzheimer, y la sangre de dragón (*Croton lechri*) ha resultado útil en la lucha contra algunos problemas relacionados con el SIDA. Pero aun con otros experimentos, no se ha podido comprobar que existen las propiedades que dicen tener algunas plantas medicinales utilizadas en ciertas culturas hispanas. De hecho, algunos de los productos de plantas, como se mostrará en este libro, son peligrosos para el consumo humano y deben evitarse, a pesar del hecho de que aún se usen.

La medicina tradicional occidental nos ha enseñado a depender de los métodos científicos para determinar qué medicinas son útiles para tratar las enfermedades. En la mayoría de los casos, eso nos ha sido útil. Pero para examinar el campo de la medicina tradicional hispana se necesita un enfoque más amplio. Las pruebas científicas, aunque forman una rama importante de la medicina, tienen muchas dificultades en abarcar algunos aspectos de los tratamientos médicos que están arraigados profundamente en las tradiciones populares. Por ejemplo, ¿cómo es que un científico tan arraigado en lo empírico, puede comprender lo que quiere decir Elena Ávila cuando presenta el curanderismo como "la medicina y la espiritualidad practicada simultáneamente"? Este acatamiento a lo espiritual es lo que guía algunas de las prácticas de salud de los inmigrantes de habla española en los Estados Unidos.

Un elemento importante en la medicina tradicional

hispana es el del espiritismo; una amalgama de creencias que prevalecen en las colonias de inmigrantes puerto- rriqueños. Esta tradición está basada en la creencia de que el mundo espiritual y el mundo material existen jun- tos a la vez, y por ende, operan de forma recíproca. Las interpretaciones del mundo espiritual las llevan a cabo las medianidades (o médiums) durante consultas indivi- duales o colectivas. En las reuniones o en las consultas, se cree que el paciente puede explorar sus males sicológicos y físicos. Los tratamientos en tal casos pueden ser tónicos de hierbas o algún acto de tipo espiritual, tal como una bendición o el ungimiento con un aceite especial.

La santería, de la que se habla mucho en los medios informativos debido a su práctica del sacrificio ritual de los animales, es también un elemento religioso en ciertas culturas hispanas que ha tenido un impacto en el cuidado de la salud. En su esencia, la santería es una religión en la que se unen elementos del cristianismo con aquellos de los cultos africanos politeístas. Además, la santería es una mezcla de magia y religión. Sus prácticas a veces se filtran en el espiritismo, y en los barrios con botánicas ahí tam- bién se venden artículos rituales de la santería—tal como las cáscaras de coco, los collares de abalorios, las estatui- llas de santos y las conchas—junto con varios remedios de hierba naturales.

Para entender la medicina tradicional de las colo- nias de inmigrantes hispanos en los Estados Unidos, se necesita algo más que una mera observación científica. También se requiere mayor valorización de lo que esas culturas dan a lo espiritual y a lo mágico en el arte de la curación. Aunque esos elementos han sido entrelazados estrechamente con la cultura hispana, puede que no sea algo que la cultura estadounidense predominante pueda comprender y aceptar como una forma viable de mantener la salud.

En lo que respecta a la salud, las colonias de inmigrantes hispanos parecen seguir la pauta general de los otros recién llegados. Los estudios muestran que al llegar a los Estados Unidos, los inmigrantes en general suelen ser jóvenes que gozan de buena salud. Sin embargo, algunos entre los que ejercen el cuidado de la salud como profesión, y ciertos organismos gubernamentales estadounidenses dicen que algunos de los recién llegados a los Estados Unidos inmigran para aprovecharse del Medicaid (seguro médico público y gratuito) con el objeto de hacerse interrupciones quirúrgicas que en sus países son simplemente demasiado arriesgadas, demasiado caras, o que sencillamente no se hacen. Con el pasar del tiempo, según se muestra en los estudios, la salud de los inmigrantes puede deteriorase, algo que, según parece, se debe al aumento del consumo de grasas y a una falta general de acceso al cuidado apropiado de la salud. Esta tendencia ha resultado ser especialmente nociva para los hispanos.

En varios estudios llevados a cabo por el gobierno federal así como por investigadores privados, se ha descubierto que la población hispana de los Estados Unidos siempre ha padecido de una falta de acceso al cuidado de la salud personal. Esto a su vez ha afectado el nivel de la mortalidad y morbosidad general del grupo. En un estudio llevado a cabo en 1991 por el Consejo de Asuntos Científicos del *Journal of the American Medical Association*, se descubrió que los hispanos gastaban más dinero en el cuidado de la salud, pero era más probable que tuvieran menos acceso a los seguros médicos que el resto de la población del país. Comparado con la población blanca no hispana, una doble cantidad de hispanos utilizan las salas de urgencia de los hospitales como fuente de cuidado primordial de la salud, ya que es más probable que no tengan un seguro particular que cubra los gastos médicos. Y según el estudio, el problema se agudiza aún más, ya que los hospitales públicos raramente ofrecen continuidad en el cuidado de la salud. "La pobreza y la falta de seguro médico son los mayores impedimentos del cuidado de la salud de los hispanos", concluyó el informe del Consejo de Asuntos Científicos.

La pobreza, junto con las barreras culturales y lingüísticas, ha hecho que la dependencia de los hispanos de la medicina tradicional sea más importante para el cuidado de la salud en las diferentes colonias de estos inmigrantes. "Las botánicas son las farmacias de los pobres", dice Jorge Vargas, dueño de uno de esos establecimientos en Manhattan. Observaciones similares también se oyen en los mercados de la América Central, en donde la carencia del cuidado de la salud es un problema claro. Sin embargo, la gente tiene su hierba buena, y para muchos eso constituye una gran diferencia en la vida.

Por muchos años me parecía que la medicina alternativa era como algo que practicaba la gente que llevaba ropa adornada con dibujos y sandalias. Sin embargo, la idea de este libro surgió en uno de esos momentos maravillosos—aunque extraños—cuando la puerta de la imaginación se abre inesperadamente. Colaboré en un artículo para el periódico *Newsday* que trataba en resumen de las diferentes prácticas de la medicina popular—como la acupuntura y la medicina con hierbas—que utilizan los inmigrantes en la ciudad de Nueva York. No esperaba abordar el tema de nuevo pero las llamadas telefónicas de los lectores demostraron que había mucho interés en las alternativas de las que escribíamos. Claramente el público está muy interesado en noticias sobre las prácticas médicas que complementan el sistema médico existente. Al observar a mi alrededor, descubrí que los hispanos utilizan centenares de hierbas y productos de plantas para el cuidado de su salud. De hecho, el uso que las comunidades étnicas hacen de las plantas, ya sea como medicina o alimentación, ha creado toda una especialidad científica conocida como la *etnobotánica*, un término acuñado por el botánico estadounidense John W. Harsberger a finales del siglo XIX. Claramente, el tema sigue teniendo importancia en el siglo XXI. De ahí surge la idea de este libro.

Estas páginas están destinadas a ser una observación informativa de algunas plantas medicinales utilizadas en la tradición de curación popular de las diversas culturas hispanas. Existen miles de esas plantas por toda la

América Latina. No es una cifra exagerada si se considera que la mayoría de las especies de plantas se calcula que llegan a alcanzar la cifra de ochenta mil sólo en la región del Amazonas. Algunas son típicas de ciertos lugares, pero otras las usan muchos los hispanos en cualquier lugar: desde Tierra de Fuego en la Argentina, hasta el barrio de Pelham Bay en el municipio de El Bronx (ciudad de Nueva York). En este libro se presentan sesenta y tres de las plantas curativas mejor conocidas que usan los hispanos, información sobre su historia y sus usos tradicionales y modernos, así como pruebas médicas de su eficacia. Como todas las plantas contienen productos químicos—que los científicos conocen como fotoquímicos, y que pueden dejar una huella en el cuerpo humano e interactuar con otras medicinas—cualquiera que piense usar plantas medicinales debe primero consultar con un médico para evitar posibles problemas y reacciones adversas. Esta advertencia se hará con frecuencia en este libro, ya que vale la pena tenerla siempre presente.

Cuando el profesor Daniel Merman de la Facultad de Antropología de la Universidad de Michigan (EE.UU.), empezó a trabajar en su libro, ya un clásico en su género, sobre las hierbas medicinales utilizadas por los indios de la América del Norte, escribió que lo que él sabía de las plantas estaba contenido en la frase sucinta "verde arriba, marrón abajo". Al principio del proyecto de este libro mis conocimientos de las plantas eran escasos. Para conseguir conocer la amplia variedad de plantas medicinales que usan los inmigrantes hispanos, fueron necesarias varias visitas a las botánicas de Nueva York y al Jardín Botánico de Nueva York en El Bronx, así como un viaje a Costa Rica. Durante este tiempo, hablé con funcionarios gubernamentales, médicos, antropólogos, botánicos, etnobotánicos, químicos, sociólogos e historiadores, incluido uno especializado en historia bizantina. Estuve horas con los vendedores de plantas medicinales y las personas que las usan. Fue un viaje de buenos descubrimientos. Es un recorrido que me alegra que usted también haya decidido emprender.

Anthony M. DeStefano
Nueva York
Otoño de 1999

CAPÍTULO I

El espíritu y la medicina

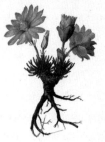

Bajo la mirada de los santos de barro de los estantes y del Buda sonriente de al lado de la puerta, una mujer dominicana corpulenta de cabello negro camina de arriba abajo en la tienda. Mirando hacia afuera a la calle Broadway, en el Alto Manhattan (ciudad de Nueva York), estaba claramente ansiosa, en los ojos chispeantes se le delataban su agitación interna.

La mujer, llamada Lisa, hablaba bajito en español a nadie en particular, mientras que el propietario de la tienda, un hombre con anteojos y tranquilo llamado Antonio Mora, charlaba con un cliente. El establecimiento del señor Mora se le conoce en español como una botánica, un lugar en el que la gente puede comprar una gran variedad de hierbas medicinales, aguas y aceites perfumados, incienso y otros artículos de significado religioso. Por medio de un pequeño pago, los clientes también pueden consultar con Lisa en privado, y tener con ella una conversación franca que ahonda en lo espiritual y lo mágico. Un niño perdido, un problema matrimonial, la depresión sicológica, la ansiedad; Lisa puede hablar de todo eso con los clientes que visitan la tienda.

Pero en ese día Lisa estaba preocupada con algo que había pasado hacía poco tiempo. Un desconocido se había aparecido hacía un rato a las afueras de la Botánica Santa Bárbara, pronunciado algunas palabras ante una estatua grande de santa Bárbara, cuyo nombre se había dado a la tienda, y que estaba en el centro del armario. Nadie oyó lo que dijo el hombre, pero Lisa pensó que no tenía que ser nada bueno. El hombre tenía fama de ser un santero, un practicante de una religión afro-cubana que tiene muchos seguidores en la colonia hispana de Nueva York, y la última vez que había estado en la tienda no se había ido muy contento, al menos según Mora.

"Se detuvo allá fuera y le habló a santa Bárbara", dijo el señor Mora, haciendo un gesto hacia la gran estatua religiosa de porcelana en el armario de su tienda. "Ella lo vio", añadió Mora, refiriéndose a Lisa. "Los espíritus le dijeron algo".

Los espíritus aparentemente le habían dicho algo a Lisa sobre las fuerzas negativas que el hombre había tratado de usar, y ella sabía que tenía que actuar rápido. Cogió un tazón de cristal y algunos artículos de detrás del mostrador, y se desapareció en la trastienda: el lugar en donde ejerce su propia profesión. Mora, un hombre que hablaba en voz baja, y que había salido de Cuba hacía treinta años, parecía tener una sonrisa algo perpleja al ver cómo actuaba Lisa. Cuando ella se fue a la trastienda, el señor Mora volvió a hablar con el cliente junto a un mostrador de vidrio lleno de montones de hierbas y plantas.

La botánica del señor Mora es bien conocida en Nueva York. Situada cerca del puente George Washington, está en el centro de la colonia próspera dominicana de Nueva York. Debido a una inmigración continua, la zona tiene ahora la mayor concentración de dominicanos fuera de su país. La urgencia de establecer negocios para atender a esos inmigrantes ha sido tan grande que apenas hay un lugar vacante en la planta baja de los edificios para tiendas a lo largo de la calle Broadway y las calles contiguas. El barrio se parece a otros lugares hispanos de East Harlem, Los Ángeles y Miami. Tiendas que antes le vendían a una colonia alemana bien establecida durante la segunda guerra mundial, han sido sustituidas por restaurantes, tiendas de modas, carnicerías, tiendas de efectos electrónicos y restaurantes chinos, todas con letreros en español. Las tiendas para hacer llamadas telefónicas de larga distancia y enviar remesas atienden a una clientela continua que envía dinero a Santo Domingo, cuya economía se mantiene en gran parte por las remesas enviadas por los inmigrantes dominicanos que viven en Nueva York.

La Botánica Santa Bárbara juega un papel muy importante en la colonia hispana de la ciudad. Además, es muy simbólica debido al uso extenso de las plantas medicinales, como nos recuerda la presencia de Lisa en el local y la preponderancia que tienen los elementos espirituales y la religión en el cuidado de la salud de los hispanos. Nadie sabe con certeza cuántas botánicas existen en Nueva York, pero donde hay una colonia hispana, también hay botánicas. Si no hay ninguna para servir a la colonia, los hombres y mujeres emprendedores empiezan a vender las plantas medicinales y los artículos religiosos en sus apartamentos. Si el negocio mejora, puede que lo lleven directamente a las tiendas.

Cada botánica es única, pero la mayoría tienen lo mismo: pulverizadores mágicos perfumados, aceites, velas y estatuillas religiosas relacionadas con el catolicismo, la santería y hasta el budismo. Hay medicinas corrientes, como el expectorante marca Vicks, y más especializadas que son conocidas sólo por los hispanos, como las de siete jarabes, una mezcla de extractos de siete plantas, incluidas la cereza silvestre y el castor (utilizadas en la América Latina como expectorante para el tratamiento del asma). También hay plantas medicinales en abundancia, perfumando el aire con olor a menta, manzanilla y muchos otros tipos de plantas.

Antonio Mora guarda sus hierbas y plantas medicinales en una vitrina refrigerada, porque cree que así se mantiene fresca la mercancía. En otras tiendas las hierbas se guardan al aire libre, con frecuencia en un almacén en desorden de cajas y cajones. Hay una venta constante, dijo Mora. No importa qué otros cuidados de la salud utilizan los hispanos, los expertos calculan que la mitad depende de la medicina popular, una cifra que se mantiene constante, incluso cuando se tienen en cuenta la educación y la situación laboral.

No sólo son los hispanos, insiste Mora, los que van a la botánica. Hay un gran número de personas de otros grupos étnicos que también van, tal como los afroamericanos y los asiáticos.

"Muchos blancos, mucha gente que gasta dinero viene aquí", dijo, añadiendo que hasta atrae clientes que trabajan en el cercano hospital Columbia Presbyterian Medical Center, el más grande de la región metropolitana de Nueva York.

Habiendo salido de Cuba poco después de la llegada al poder de Fidel Castro, Antonio Mora llegó a Nueva York tras una corta estancia en Miami. Empezó a trabajar de camarero, trabajando en algunos de los hoteles más grandes. Dos días a la semana Mora se ocupa de los asuntos de la Botánica Santa Bárbara, de la que es propietario en parte, desde que algunos amigos le plantearon la propuesta del negocio.

Antonio Mora no pretende conocer la ciencia de las plantas medicinales, pero sí conoce lo que vende y por qué la gente sigue comprando. Moviendo la mano frente a la vitrina, el señor Mora señaló la insulina, planta que, como su nombre indica, se usa porque se cree que controla la diabetes, enfermedad que prevalece entre los hispanos, según estudios sobre la salud efectuados por el gobierno federal estadounidense. La ruda también se vende mucho y se ha usado en América Latina para todo, desde un abortivo a un tratamiento para el cáncer y los dolores de cabeza, aunque algunos expertos dicen que puede causar dolores grandes de estómago, vómitos y hasta la muerte si se toma internamente. También son evidentes las hierbas como la *roma sarquey,* utilizada en santería para limpiar el mal, según dijo Mora.

Cuando estaba hablando de las plantas, Lisa salió de la trastienda de la botánica llevando en la mano un tazón de cristal con agua azulada por un tinte que venca en un pequeño cubo envuelto en papel. Flotando en el líquido había terrones de alcanfor, una sustancia destilada de la madera de un árbol y que se usa normalmente como linimento. Pero el alcanfor también es conocido como desinfectante; combinado con algo de amoníaco que Lisa había añadido, el agua tiene un poder grande contra los gérmenes y, así esperaba, contra el mal que amenazaba la tienda.

Caminando hacia el frente de la tienda, Lisa se detuvo al lado de la puerta y con un vaso de cartón, empezó a derramar el agua en el piso y en el tapete que estaba al frente de las plantas medicinales. Yendo detrás del mostrador de vidrio, derramó algo más, teniendo cuidado de cubrir las partes ocultas detrás de la mesa de Mora. Cuando terminó, Lisa limpió el piso con un paño de fregar a golpes largos. No dijo nada, y volvió a la trastienda de la botánica. Cualquier oración que dijo la dijo para sí misma, conocidas sólo por ella y los poderes a los que se dirigía.

Lisa volvió enseguida, cargando un coco en un cáliz de plata. Pidiéndole al señor Mora una vasija de aceite de palma, luego untó el coco con el aceite. Encendiendo una vela negra y poniéndola encima del coco untado de aceite, Lisa llevó el ungüento a la puerta y lo puso en el suelo al lado de una estatua dorada de porcelana de un Buda sonriente. Luego regresó de nuevo a la trastienda.

"Es para proteger este lugar", dijo Mora con respecto al ritual que estaba llevando a cabo Lisa.

Muchas botánicas tienen personas como Lisa afiliadas con ellas, emblemático del lazo inseparable que la medicina tradicional tiene con los componentes espirituales y religiosos entre los hispanos. Con frecuencia las enfermedades no sólo se consideran una cuestión de microbios y causas bioquímicas, sino que están entrelazadas con los elementos espirituales en la vida de la persona y los que se ocupan de llevar a cabo la curación. Esto es muy particular entre los puertorriqueños, que tienen unas lazos históricos profundos con el espiritismo. Según una encuesta de las familias puertorriqueñas de Nueva York, el cincuenta y tres por ciento de las familias tienen por lo menos una persona que cree en el espiritismo.

"El espiritismo es la práctica de curación más tradicional entre los puertorriqueños", dice Vivian Garrison, quien hizo un estudio médico antropológico en el sur de El Bronx al final de los años sesenta. "[Pero] en su forma actual y la tradición letrada, se remonta sólo a la última mitad del siglo XIX y los escritos de Alan Kardec".

Ingeniero e hipnotizador, Kardec, también conocido

por el seudónimo de Hipólito de Rivail, escribió sobre la creencia en espíritus; algo que estaba muy a la moda en Europa durante la última mitad del siglo XIX. Algunos de los seguidores del espiritismo y las enseñanzas de Kardec fueron Víctor Hugo, Mark Twain y el emperador Napoleón III. En el *Libro de los espíritus,* Kardec dio a conocer un sistema detallado de las relaciones entre los espíritus y los seres vivos, conocidos como seres. Éste es un sistema complejo de espíritus buenos, imperfecto y puros, con varias categorías dentro de cada nivel. Pero los elementos esenciales, según Garrison, son las protecciones, los santos católicos o las deidades de la santería, y las medianidades, que se pueden comunicar con espíritus buenos o útiles. Es a esta última categoría a la que parece que pertenece Lisa de la Botánica Santa Bárbara.

El espiritismo parece estar más arraigado entre los puertorriqueños que entre otros grupos de hispanos. A partir de los años cincuenta, los puertorriqueños establecieron varios centros espirituales, o "mesas blancas", llamadas así porque se usaba una mesa cubierta con un mantel blanco, a la que se sentaban doce hombres conocidos como *los apóstoles.*

"Cada apóstol recibía un espíritu para un caso específico" recuerda Jorge Vargas, propietario de una botánica en East Harlem, "y la gente iba a verlo para curarse. Cada [apóstol] indicaba algo, ya fueran oraciones, bendiciones, lavado con hierbas", así como una decocción o un baño con algún tipo de remedio de hierbas. El propósito, según

Vargas, era de sanar tanto las enfermedades físicas como las sicológicas, las cuales se relacionan con frecuencia.

Vargas cree que los centros espirituales ayudaron a muchos puertorriqueños en su época. Dijo que con los años desaparecieron porque no solían cobrar nada por sus servicios. Entonces quedaron personas como Lisa, que trabajan con frecuencia en las botánicas, que llenaban el vacío, y a quien dejaron para llevar a cabo las curas espirituales a las cuales el grupo ya no aspira hacer. Aunque el ritual de la mesa blanca ya no existe, la naturaleza espiritual de muchas prácticas de curación de los hispanos continúa.

Hay dos ideas principales que hay que comprender para entender el aspecto espiritual de la medicina popular hispana. Según un estudio de la medicina popular en Puerto Rico llevado a cabo por el doctor Lee M. Pacher y otros, y publicado en la revista médica *Archives of Pediatric and Adolescent Medicine,* una creencia tradicional en la cultura hispana es que las emociones pueden causar enfermedades físicas. Por ejemplo, se cree que el asma, una enfermedad infantil corriente, puede controlarse manteniendo al niño tranquilo, dijo Pacher. Según éste, poder mantener el equilibrio forma parte clave del sistema de creencias etnomédicas de los puertorriqueños. El espiritismo también mantiene que las enfermedades pueden causar la falta de armonía o las malas relaciones sociales de cualquier individuo.

Para tratar las enfermedades, los seguidores del espiritismo no sólo hablan con los médiums, sino que

también se bañan en agua con una infusión de plantas
medicinales, les rezan a varios santos, o queman velas
largas de oración que Antonio Mora—y otros dueños de
botánicas—venden en grandes cantidades. Ciertas enfermedades, entre ellas algunas que se cree que causan
trastornos espirituales o sicológicos, se tratan con remedios de hierbas y plantas. El *susto,* que ocurre después de
un acontecimiento que causa miedo, tiene como síntomas la ansiedad y el insomnio. Los curanderos hispanos
suelen tratarlo con el paso ritual de un huevo sobre el
paciente, seguido por una infusión de menta o de hierbas
que—sobre todo, si se usa la manzanilla—puede calmar.
Según un estudio de los remedios populares mexicanos
realizado en el hospital Texas Tech University Health
Sciences Center (estado de Texas, EE.UU.), el cólico
también se trata con menta y manzanilla, como también
lo es el *empacho,* el vocablo de la medicina popular que se
usa para designar el intestino bloqueado.

En su botánica, el señor Mora vende mucha manzanilla y menta, tanto fresca como resecada. Pero a los
clientes de la Botánica Santa Bárbara también les gustan
los artículos que no tienen ningún efecto biológico sobre
la persona, pero que sí son elementos importantes en
otra rama del sistema etnomédico hispano: la santería.

La santería (que en Cuba también se conoce como
lucumí), es una amalgama de la religión de yoruba del
África Occidental y del catolicismo. Surgió en Cuba
durante el siglo XVII después de que llevaran a ella
esclavos del África para que cultivaran y recogieran la

caña y otros cultivos de los colonos españoles. En contraste con el catolicismo, la santería es politeísta. En el África se rendía culto originalmente a cierto número de deidades, conocidas como *orishas,* pero con el pasar del tiempo y al llevar los misioneros el catolicismo al África y al Caribe, los orishas se convirtieron en el equivalente de los santos en el panteón santero.

"La santería es una mezcla curiosa de los ritos mágicos de los yorubas y de las tradiciones de la iglesia católica", dice la antropóloga Migene González-Wippler en su libro *Santería: African Magic in Latin America,* uno de los libros más importantes sobre el tema, escrito basándose en las experiencias de los seguidores de la santería en Nueva York. "Todas las leyendas y los argumentos históricos que rodean la vida de Jesucristo, la Virgen María y los santos católicos son de mucha importancia para los santeros".

"Pero la santería también tiene muchísimo de magia primitiva", añade González-Wippler, "ya que su base está arraigada profundamente en el corazón del África".

Los equipos de la santería están a la vista en la botánica del señor Mora, como en otras botánicas de Nueva York. Por ejemplo, la estatuilla bellamente esculpida de santa Bárbara en el armario de la tienda, aunque representa un santo del panteón católico, es también símbolo del *orisha* de la santería conocido como Changó, la deidad que se cree que tiene el poder sobre los relámpagos y el fuego. Esa conexión simbólica parece derivarse de la leyenda que en el momento de su martirio, el verdugo de santa Bárbara lo derribó un rayo. Al lado de la vitrina de las hierbas están colgados collares de cuentas, que se usan en la primera parte del proceso de iniciación de una persona al rango de santero. Hechos siguiendo complicadas reglas ceremoniales, los collares tienen el efecto de conferir los poderes necesarios a una persona para protegerse hasta que establezca la relación apropiada con las deidades, según Garrison.

Colgada de otros estantes en la Botánica Santa Bárbara hay una serie de conchas. Aunque a primera vista parecen ser recuerdos para los turistas, las conchas— conocidas como *caracoles*—son artículos muy valiosos para el santero. Conocidas como un *dilogun,* cuando están juntas, las conchas se utilizan como una forma de hablar con los santos. Se echan las conchas en una mesa, o se deja que caigan en ella o en otra superficie, y la forma en que caen muestra un mensaje que lee el santero.

Según González-Wippler, para hacerse santero se necesita pasar por varios rituales y ceremonias, que terminan con una iniciación llevada a cabo por un *babalao* (padrino) o una *santera* (madrina). Una vez que una persona se ha hecho santero, o santo, como también se le dice, se le otorga el poder de dar consultas en el lugar, una ocupación que proporciona un gran poder y mucho prestigio. Los enfermos, los jugadores en grandes aprietos, los amantes que han sido abandonados, las mujeres y los maridos que sospechan que les están siendo infieles, los profesionales que buscan tener éxito en la carrera o que padecen de una ansiedad imprecisa, todos consultan al santero para resolver los problemas. Los que pueden, se gastan cientos—o incluso miles—de dólares en artículos utilizados para hechizar. Si el hechizo parece que da resultados, el que lo hace puede enriquecerse.

"Los santeros que tienen muchísimo éxito se enriquecen rápidamente", dice González-Wippler. "Son dueños de propiedades, de negocios exitosos, y de cuentas corrientes asombrosas".

La magia es algo elemental en la santería, y como el sistema de creencias considera la naturaleza como la fuente de poder, parece que se necesita algo natural para que el hechizo dé resultado. Dice González-Wippler, "El hechizo más elemental en la santería necesita una planta, una hierba, una piedra, una flor, una fruta o un animal". Con estos elementos se cree cualquier santero que puede curar 'un simple dolor de cabeza o un tumor maligno' ". Aunque no hay forma de comprobarlo, sí parece que la santería depende de ciertas plantas medicinales que, cuando utilizadas juntas en una bebida de iniciación ritual conocida como *omiero,* se considera un elixir. González-Wippler da una lista de 21 hierbas que le dijeron que se utilizaban en la bebida sagrada. Cuatro de ellas, como se indica más adelante en este libro, se usan ampliamente en las culturas hispanas como plantas medicinales: la albahaca, la zarzaparrilla, la menta y el anís. Otras plantas utilizadas en la mezcla, como la lechuga, el berro y la verbena se consumen como alimentos sólidos. Es verdad que el omiero no se usa en la santería como medicina. Pero para las culturas hispanas que valoran los poderes mágicos y espirituales, el uso de las hierbas medicinales en los rituales parece reforzar los usos tradicionales de tal plantas en las prácticas del cuidado de la salud, aunque se haga fuera del campo de la santería.

Hubo un tiempo en que los funcionarios de la salud pública mostraron su preocupación al enterarse que el mercurio en las botánicas se vendía bajo el nombre de azogue, una sustancia llena de significado en el espiritismo, la santería y el vudú. Cualquiera podía llevar una pequeña cantidad de azogue en una bolsita de cuero o derramarla en casa o en el automóvil para obtenerla buena suerte o para rechazar los malos espíritus o la mala energía. A veces se quemaba o se usaba en baños. El problema es que el mercurio puede causarle daño al sistema nervioso, sobre todo en los niños y en los fetos en desarrollo. La venta de azogue era algo muy común. Un estudio realizado por los doctores Luis Zayas y Philip O. Ozuah, y publicado en la revista médica *American Journal of Health,* dio a conocer que casi el 93 por ciento de las botánicas de Nueva York encuestadas en 1995 vendían el mercurio. Pero según un funcionario municipal neoyorquino, una campaña de educación pública realizada por funcionarios de la salud pública parece haber detenido la venta del mercurio en las botánicas.

Entre el mundo del espiritismo y el de la santería está el curandero, el que en las culturas hispanas trata de curar al mismo tiempo el alma y el cuerpo de una persona en la práctica conocida como curanderismo. Como la santería, el curanderismo tiene raíces africanas. Algunas de las creencias espirituales y de las prácticas médicas de los esclavos médicos llevados a México consiguieron penetrar en esta forma de medicina popular hispana, según Elena Ávila. La influencia española, dice Ávila, se halla con la creencia de que la razón de la enfermedad estaba mezclada con las maldiciones, la magia y el pecado.

"En general, las enfermedades estaban consideradas como el resultado de una posesión por los espíritus del mal, como consecuencia de no seguir las leyes de Dios", escribe Ávila. Según ésta, el curanderismo evolucionó como una forma para que las culturas indígenas de la América Latina curasen la pérdida del alma, conocida como susto, que resultó de la conquista española de América y la destrucción de las culturas locales.

En el folclor hispano existe una lista fija de enfermedades—tanto físicas como emocionales—que se tratan por medio del curanderismo. Algunos expertos han comparado las enfermedades populares con la idea antigua griega de desequilibrios en los cuatro humores. Los hispanos creen que un desorden de los principios calientes y fríos causan los problemas que afectan a los enfermos. Según estas creencias, los trastornos del estómago pueden ocurrir si se ingieren constantemente alimentos fríos o calientes, así causando contracciones y espasmos que pueden conducir a la indigestión, la diarrea y a otros trastornos gástricos. Las enfermedades se caracterizan como "calientes" o "frías", lo que significa un desequilibrio que tiene que curarse con remedios que vuelven a establecer el equilibrio en el cuerpo mediante el uso de la terapia caliente o fría. Por ejemplo, una enfermedad respiratoria como el asma puede considerarse una enfermedad "fría" que se trata mejor conservando el calor.

Aunque el principio de lo caliente y de lo frío de las enfermedades ayuda a explicar la lógica y el método del tratamiento que se usa para algunas enfermedades comunes y corrientes, la comprensión de las enfermedades requiere una observación breve de sus descripciones clásicas. Las físicas son el empacho, la bilis y el mal aire, mientras que las enfermedades mentales o emocionales son el mal de ojo, la mala suerte y el susto.

El *empacho* se define como un bloqueo del estómago o del conducto gastrointestinal que ocurre al comer demasiado o al ingerir malos alimentos o alimentos difíciles de digerir. Esta enfermedad que, según se descubrió en una encuesta, la padecen o la han padecido el sesenta y cuatro por ciento de los hispanos, conduce a los vómitos, el estreñimiento o la diarrea. La bilis es la rabia, que según dice Ávila, se cree que es causada por las secreciones excesivas de la bilis que al estar uno en estado crónico de ira. El *aire malo* se refiera a la exposición al aire nocturno que se cree que causa catarros y dolores de oído, una creencia que de acuerdo con Ávila, está basada en una antigua idea azteca de que hay partículas en el aire que pueden enfermar a la persona.

Los trastornos sicológicos en la cultura hispana suelen definirse como la transmisión de energía entre las personas, explicación que para algunos raya en lo mágico. El mal de ojo se ha definido como que la enfermedad de un niño puede proceder de una persona con un "mal de ojo" sencillamente al mirar a un niño. Puede además proceder de una atención desmedida dedicada al niño. La mala suerte es realmente una explicación del estado emocional de una persona que padece de complejo de inferioridad y la desesperación que produce el espiral de la desdicha. El susto puede proceder de algún acontecimiento sobrecogedor o traumático, que puede causar insomnio, depresión y ansiedad. También hay enfermedades que proceden de maldiciones y fantasmas.

Para sanar tanto el cuerpo como el alma, los curanderos usan varios métodos, desde el consejo, al masaje, y hasta la terapia yerbera. Pero cuando parece que la enfermedad de una persona no está al alcance de la capacidad de la medicina popular, un buen curandero mandará a su paciente a un médico corriente. Según Elena Ávila, la mayoría de los curanderos utilizan hierbas en su trabajo, como muchos otros curanderos étnicos. Ésta es otra razón por la que las plantas medicinales se han convertido en una parte esencial de la medicina popular hispana. Los curanderos pueden usar las plantas como un tratamiento para una enfermedad en particular o en ciertos rituales de limpieza que se conocen como *limpias*.

Dentro de la medicina folclórica hispana, las líneas de demarcación entre las distintas prácticas nunca están bien marcadas. Es decir, con frecuencia se pasa de un ritual y práctica a otro. El principio del curanderismo es de sanar el alma y el cuerpo como un todo, la creencia del espiritismo en un mundo de espíritus paralelo al mundo material y las prácticas mágicas de la santería, con frecuencia suelen estar estrechamente entrelazados. Un curandero puede practicar el espiritismo, y un espiritista o médium puede practicar también la santería. Algunos curanderos también tienen fama de involucrarse en la magia negra o la brujería. Cualquiera que sea la práctica, las plantas medicinales juegan un papel importante.

Por supuesto, cada enfoque es diferente, pero todos incorporan ideas que están más allá de los límites de la medicina occidental más "racional". Es la dependencia de lo espiritual y lo mágico lo que es importante para cualquiera que intente comprender las prácticas de la medicina alternativa, o que desee ejercer entre los grupos étnicos como profesional del cuidado de la salud. Esto no quiere decir que debe haber una aceptación total del sistema de creencias que sirven como base a esas prácticas. Pero algunos expertos médicos creen que la relación entre un médico y su paciente queda mejor servida mediante una atmósfera de confianza y comprensión, que mediante una en la que un remedio popular se considere algo extraño o sin valor. Pero aunque puede ser importante comprender y tolerar la mezcla de lo espiritual y lo médico que ocurre entre los hispanos, también es fundamental darse cuenta de que a veces el sistema tradicional de curación puede ser peligroso.

Lo peligroso que puede ser la dependencia de los métodos de curación tradicionales se ve claramente mediante algunos casos que han llegado hasta las revistas médicas. Dos casos en particular comprenden las prácticas de curanderos que ejercían su profesión entre los mexicanos. Un caso tuvo lugar en el estado de Texas y el otro en el mismo México. En ambos casos, se trata de niños, y en los dos casos, los niños fallecieron.

En el caso del estado de Texas, una niña méxico-americana de doce años de edad se había sentido mal durante varios meses, padeciendo de náuseas y falta de apetito. Su abuela era una curandera conocida en la ciudad en la que vivía la familia, y no era nada extraño que se buscara el consejo de la mujer mayor en un esfuerzo por ayudar a la niña. Ésta, supuso la abuela, padecía de empacho, un conducto gastrointestinal bloqueado. Por eso se le recetaron tazas de manzanilla, con la gran esperanza de que la niña se mejorara.

Pero la niña no se mejoró, y de hecho, permaneció enferma durante meses. Un médico corriente diagnosticó la enfermedad como anemia, y le suplicó a la familia que permitiese más análisis de laboratorio, una petición que le negaron. En el cuerpo de la niña aparecieron lesiones y cardenales, y claramente su condición empeoró. Un cura le administró los santos óleos, y finalmente, una ambulancia la llevó al hospital. En él los médicos descubrieron que la niña padecía de leucemia. Falleció a las cinco horas de ser ingresada.

Los detalles de este caso los publicó primero el doctor Wallace W. Marsh y la doctora Mary Eberle en un artículo del mes de febrero del año 1987 de la revista médica *Texas Medicine*. Según los doctores Marsh y Eberle, las acciones de esta familia muestran ciertas creencias culturales hispanas sobre el cuidado de la salud. Por ejemplo, existe la creencia de que un buen médico conoce el diagnóstico desde la primera visita. Como consecuencia de ello, los autores dicen que "era más probable que la familia aceptara el diagnóstico inmediato de empacho de la abuela curandera que la opinión del médico que pidió más análisis". Sacar sangre en particular, según Marsh y Eberle, se rechaza en la cultura, que también ve a los hospitales como lugares hostiles a los que uno sólo va a morir.

Otro caso muestra cómo algunos curanderos populares pueden imprudentemente aplicar medicinas tradicionales con resultados trágicos. Ese fue el caso de otro niño mexicano que aún no había cumplido los tres años, y a quien le atendió una curandera, aparentemente por un trastorno gastrointestinal como las lombrices o la diarrea. La curandera le administró el aceite de epazote (*Chenopodium graveolens*), también conocido como *semilla de lombrices*. En las culturas hispanas, el epazote es un remedio tradicional para los parásitos intestinales y el gas intestinal, y a veces se usa como un sedante. El aceite de planta conocido como ascaridol, que es eficaz contra los parásitos intestinales, se dice que es el mayor componente del aceite de epazote.

No obstante, la dosis administrada por la curandera, según un informe sobre el caso publicado en una revista médica mexicana, llegó a ser 1.560 miligramos de ascaridol; o sea, veintiséis veces más que la dosis recomendada para un niño tan pequeño y por encima de la dosis de un gramo que se considera mortal en los adultos. El niño cayo en estado de coma, le dieron ataques, y tuvo otros trastornos. Al fin falleció. En la autopsia se le descubrió inflamación del cerebro, pancreatitis y otros problemas.

Al revisar las publicaciones médicas, no se encontró ningún otro caso como el de la leucemia de Texas, o el del envenenamiento con epazote. Eso querría decir que más casos como éstos no se dieron a conocer públicamente, o que la gran mayoría de los curanderos envían a los pacientes que parecen padecer de enfermedades agudas al personal médico para continuar con el tratamiento indicado, como dijo Elena Ávila.

En su botánica de la calle Broadway, rodeado de sus hierbas, inciensos, vaporizadores mágicos, velas de oración y artefactos de santería, Antonio Mora personaliza el comercio especial que se ha convertido en las colonias hispanas en algo que proporciona la mezcla única de las prácticas espirituales y de la salud, que juegan un papel tan importante en la cultura de los inmigrantes. Pero es Lisa, la mujer misteriosa que actuó para proteger la tienda, quien simboliza el puente entre el mundo del espíritu y el de la carne. Nadie sabe por seguro cuántos partidarios de la santería hay, ni cuántos sienten curiosidad por la religión. Pero sí claro está, con sólo darle un vistazo al interior de la tienda del señor Mora, sí existe un gran interés en todos los niveles de la sociedad por lo que vende Mora. Por ejemplo, el músico Tito Puente solía visitar esta botánica. Mora me mostró fotografías de una de las visitas que le hizo el destacado músico a la tienda un año antes de fallecer. Y en lo alto de un estante hay una fotografía del lanzador del equipo neoyorquino de béisbol los Yankees, Orlando "El Duque" Hernández.

En su último gesto para espantar lo que ella creía ser la energía de la maldad, Lisa agitó una maraca como si estuviera persignándose, primero haciendo un pequeño ruido y luego agitando la maraca de forma más rápida; todo mientras retrocedía hacia la parte interior de la puerta de la botánica. Satisfecha de que no necesitaba hacer más nada, Lisa se sentó y fijó la mirada en mí. Fue entonces cuando Lisa le dejó a Mora que me explicara cómo fue que a la edad de trece años en Santo Domingo empezó a trabajar de médium.

"Ella nació con esto", dijo Mora respecto al don de Lisa.

Lisa estaba sentada en su silla, serena y contenta, y con una sonrisa astuta en el rostro, mientras miraba hacia la calle Broadway.

CAPÍTULO II

La tradición de las hierbas

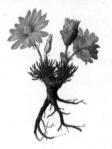

A unos cuatro mil kilómetros de la Botánica de Santa Bárbara, en la ciudad de San José, la capital de Costa Rica, hay otro tipo de comercio. El Mercado Central, como su nombre indica, es el punto central del comercio en esta ciudad centroamericana. Es un edificio pesado y pintado en la encrucijada principal de la ciudad, la Avenida Central, a tres cuadras de la plaza mayor. El lugar ya muestra su edad. Dentro del paso principal del mercado hay un mal olor a cerrado, una mezcla de olores de cajas de cartón viejas, leña húmeda, arroz frito y grasa de animales. Con las tiendas y los puestos alineadas a lo largo de pasillos estrechos, el mercado más bien se parece a un bazar del Cercano Oriente. El piso es de baldosas de color castaño, todo con la suciedad acumulada de años, quizá decenios, de pies de los *ticas* que pasan, como se llaman a sí mismo los costarricenses. En el techo de chapas de metal se alternan las claraboyas.

Ya que el Mercado Central es un mercado cerrado, hay un constante zumbido que se parece al que se oye en la terminal de ferrocarriles Grand Central de Nueva York. Una camarera, con cara de aburrida y moviéndose despacio entre las mesas de un restaurante del mercado, trata de hacer que los transeúntes se detengan.

¿"Qué desea"?, se le dice una y otra vez a nadie en particular, "¿Qué desea"?

No lejos de la entrada principal, al fondo de uno de los pasillos, está el comercio de Alfredo. No reveló su apellido pero no tuvo problema en hablar sobre su forma de ganarse la vida. Su trabajo en San José de Costa Rica es similar al de Antonio Mora en Nueva York: el de vender hierbas medicinales.

La tienda de Alfredo es sólo un puesto de mercado abierto sin paredes, conocido entre los comerciantes como un *tramo*. Está cubierto de tantas plantas que parece una cabaña de las islas del Pacífico. Los tallos de áloe cuelgan de las paredes, y parecen, con sus bordes dentados, trofeos de un pez espada. Las flores frescas de manzanilla, ocultando fácilmente con su olor fragrante el olor del mercado, están metidas en calderos de agua. El eucalipto, con su aroma similar al del mentol, se añade al olor que penetra los alrededores. Otras plantas están en grandes montones a lo largo de los estantes, algunas secas, otras frescas. Las cortezas de quino, el origen de la quinina, y utilizadas para combatir la malaria, están al lado de los pedazos de zarzaparrilla, que se usa como un tónico para la salud, y de mazote, que se cree que ayuda a curar o aliviar las úlceras de estómago.

Alfredo trabaja seis días a la semana en su comercio, una de aproximadamente media docena de tramos de hierbas que están en competencia en el mercado. Uno de doce hermanos, Alfredo, de treinta y ocho años de edad, sólo ha conocido la vida del tramo, igual que su padre. Los que venden plantas medicinales en Costa Rica suelen proceder de familias grandes de comerciantes que se han cotejado bien en el negocio.

Unas vueltas más abajo del otro pasillo está el tramo que llevan Carlos y Eugenia Asturias. Eugenia, que trabaja de maestra de escuela, dice que su comercio, Tramo de Hierbas "Margarita", pasó de la abuela de Carlos a la madre de éste y, desde tiempo inmemorial, siempre ha estado en el Mercado Central. El casal Asturias vende un producto por el cual existe una gran demanda.

En un país que parece disfrutar de un clima eternamente primaveral, los comerciantes de hierbas en Costa Rica como Alfredo y el matrimonio Asturias tienen una fuente de abastecimiento grande y, al parecer, infinita. Lo que no cultivan ellos mismos, se lo compran a cualquier persona ambulante que recoge hierbas y plantas, hombres y mujeres que recogen cantidades de plantas de las selvas tropicales exuberantes y de las llanuras fértiles que abundan en los alrededores campestres de la capital. Atando sus productos y llevándolos dentro de bolsas blancas grandes, los que recogen las hierbas van al

Anthony DeStefano

Mercado Central de San José, en donde los compradores los esperan.

Los expertos costarricenses dicen que allí la dependencia de la población de las plantas medicinales es grande, como lo es en muchos países latinoamericanos. Eso se debe, en parte, al costo del cuidado médico en un país en el que no abunda el dinero. Algunos que estudian la economía de la América Central dicen que escasean las medicinas caras que producen las grandes compañías farmacéuticas.

"La atención médica es muy cara", explica Víctor, que lleva el puesto de pescado que está al lado del puesto de hierbas de Alfredo, "así que muchos pobres usan esto". Hace un gesto hacia la gran variedad de plantas medicinales amontonadas alrededor del puesto.

Víctor nos asegura que los remedios de hierbas siempre se han usado en Costa Rica, y que ahora hay más demanda porque el cuidado médico es muy caro. Víctor no sabe si las plantas son tan eficaces como las medicinas occidentales. Pero por muy correcto y persuasivo que sea el argumento de la economía con respecto al uso de plantas, la tradición de utilizar plantas medicinales es algo que está profundamente arraigado en las culturas latinoamericanas.

Las antiguas culturas maya, azteca e inca habían establecido sus propios sistemas adelantados para utilizar plantas medicinales antes de la conquista española del principio del siglo XVI. Estas tres culturas indígenas estaban centradas en tres zonas distintas. Los mayas ocuparon gran parte de lo que hoy se conoce como Centroamérica. Los incas tenían un imperio que comprendía una amplio terreno que se extendía gran parte de la cordillera andina. El imperio de los aztecas se centraba en el valle en donde actualmente se encuentra la ciudad de México.

Aunque no nos quedan muchos de los textos de esas civilizaciones en los que nos podemos basar, los historiadores están de acuerdo en que las medicinas de hierbas eran una parte establecida del sistema de salud de esas sociedades. Se cree que los aztecas—en particular—tenían una farmacopea de unas mil quinientas plantas medicinales. Los historiadores dicen que los jardines botánicos abundaban por todo el imperio. Los archivos escritos que guardaban los aztecas de su historia y cultura fueron en gran parte destruidos por los españoles tras la llegada de Hernán Cortés en el año 1519. Pero hacia el 1570, el rey Felipe II de España envió a México a Francisco Hernández, un médico de la Corte, para que investigara las plantas medicinales y las prácticas médicas generales de la zona. En la labor se tardó más de siete años y se gastó una gran cantidad de dinero para la época. Hernández falleció antes de terminar su obra, y una gran parte de sus recopilaciones quedaron destruidas en un incendio, aunque una copia con información sobre mil doscientas hierbas y plantas se conservó y, finalmente, se encontró en Europa. Un texto médico similar que había preparado anteriormente Martín de la Cruz, un azteca convertido al cristianismo, también se conservó.

Fue un español el que nos dejó la literatura más completa sobre los aztecas. El padre Bernardino de Sahagún aprendió la lengua azteca—el náhuatl—y, con la colaboración de la nobleza azteca y de sus escribas, escribió la *Historia general de las cosas de Nueva España;* un estudio amplio de la vida en las tierras acabadas de conquistar, incluyendo una notable sección sobre las hierbas y las plantas medicinales.

Los textos mayas tampoco tuvieron mucha suerte. La mayor parte de ellos fueron destruidos por los españoles tras la conquista, quedando sólo tres códices escritos en papel de quina, que se conservan ahora actualmente en Europa. Sin embargo, los historiadores dicen que en los manuscritos mayas del siglo XVII figuraban muchas enfermedades con sus curas apropiadas. El Yucatán, en donde vivían gran parte de los mayas, tenía una gran variedad de plantas medicinales.

La tradición médica incaica se hizo constar en un libro por Felipe Guamán Poma de Ayala, hijo de una familia de la nobleza peruana. En el siglo XV preparó un códice, *Prima nueva curónica,* en el que se describen las prácticas médicas y las creencias de los incas. Según el historiador médico Helmut M. Boettcher, en este códice se describen numerosas plantas, entre ellas especies que tienen usos médicos.

Los historiadores están de acuerdo en que las antiguas tradiciones médicas de los incas estaban llenas de elementos religiosos. Las tradiciones se conservaron, a pesar de los intentos de suprimirlas. Aunque los españoles construyeron hospitales en las zonas conquistadas, parece que los indios siguieron contando con sus curanderos tradicionales y sus plantas medicinales.

Muchas plantas para la curación que los indios conocían en una región específica de la América también se daban en otras. Así que por muy separadas geográficamente que estuvieran esas tres civilizaciones indígenas, no había nada que impidiera a los aborígenes de toda la América Latina compartir el conocimiento sobre las plantas. Los colonos y los comerciantes europeos no tardaron en darse cuenta de los beneficios que podían proporcionar las botánicas del Nuevo Mundo. Europa había sido afectada por varias enfermedades, tal como la peste bubónica y la sífilis. Por eso se miraba la América—y sobre todo al Caribe—esperando encontrar nuevas curas. En el 1578, Nicolás Monardes de Sevilla escribió en sus *Noticias del Nuevo Mundo* sobre ciertas curas con plantas de las Antillas, tal como la raíz china y la zarzaparrilla, que se usaban como remedios para la sífilis. Su interés suscitó un amplio interés en las botánicas del Nuevo Mundo.

"Casi todas las plantas y medicinas nuevas que entusiasmaron al mundo médico de los siglos XVI y XVII eran exóticas", escribe Bárbara Griggs en su historia sobre la medicina yerbera, *Green Pharmacy*. "Desde el año 1602, cuando al fin Inglaterra firmó un tratado de paz con España, las importaciones de plantas de las colonias españolas aumentaron a pasos agigantados".

Según Griggs, alrededor del setenta por ciento de las

plantas que tenían almacenadas los boticarios de Europa eran importadas del Asia o de la América, incluyéndose medicinas como la zarzaparrilla, el bálsamo de Tolú y el bálsamo del Perú. Escribiendo y recopilando datos en el siglo XVI, el prelado español Sahagún también escribió sobre una variedad de purgas, diuréticos, febrífugos, y calmantes que usaban los aztecas, incluyéndose el bálsamo de Tolú y la zarzaparrilla.

Uno de los mayores descubrimientos botánicos durante el periodo posterior a la conquista del Nuevo Mundo fue el de la quina, que había sido utilizada durante años por los indios del Perú y del Ecuador para tratar la malaria, una enfermedad que había azotado gran parte de la cuenca del Mediterráneo. La leyenda, que a veces se repite en los relatos históricos, dice que un soldado español, que padecía de malaria, bebió de un pozo en el que había caído un quino. Los componentes químicos del árbol se filtraron en el agua, la que lo revivió. Hay otras leyendas sobre el descubrimiento de los poderes curativos de este árbol selvático. Los historiadores habitualmente están de acuerdo en que fue un misionero europeo quien en 1663, por primera vez, se dio cuenta del uso indígena de la quina, y que le contó a su comunidad acerca de un árbol que crecía en el Perú "que ellos llaman el árbol de la fiebre en el país de Loxa, cuya corteza es del color de la canela…ha producido curas milagrosas en Lima". Con el tiempo los jesuitas enviaron la quina a Roma, donde un cardenal después de ser curado por la sustancia ordenó que cada muestra de quina tuviera un pequeño prospecto con indicaciones sobre cómo mezclarla en una vaso de vino blanco para curar la fiebre, según el relato histórico del periodo escrito por Griggs. También hubo intrigas comerciales sobre la quina. Un boticario inglés, James Talbot, se presentaba como un especialista en bajar la fiebre y promovía su propia cura con quina. Cobró mucha fama, y les advirtió a los clientes que no usaran la quina. Pero, según Griggs, tras la muerte de Talbot en el 1682, el rey Luis XIV de Francia reveló que Talbot había estado usando una mezcla de hojas de rosas, zumo de limón, vino y una infusión de quina.

Las plantas medicinales no pasaban sólo del Nuevo Mundo al Viejo. Durante el periodo colonial, muchísimas plantas de Europa y del Cercano Oriente pasaron a la América, en donde pudieron crecer en el clima propicio, y así convertirse en una de las medicinas folclóricas de la localidad. La manzanilla y el romero llegaron a establecerse firmemente en las boticas de hierbas de la América Latina, como cualquier visitante puede hoy ver claramente en los puestos de hierbas del Mercado Central de San José de Costa Rica.

Los puestos de hierbas en San José, llenos de grandes montones de plantas medicinales, tienen la apariencia de una cornucopia. Los tramos tienen una clientela que cree en la eficacia de los remedios populares. Pero parece que es una creencia que no va acompañada de una dependencia de los elementos espirituales y mágicos que prevalecen más al norte en México y en el Caribe. Las hierbas se usan, dicen los costarricenses, porque la gente cree que dan resultado, pero no debido a la magia.

La falta de una base de elementos espirituales en Costa Rica se nota por la forma en la que los comerciantes venden sus mercancías. No se ven símbolos religiosos, ni figuras de santos ni tampoco deidades. En lugar de ellas, escritos a mano en hojas de papel blanco con tinta roja y negra están los nombres en español y en inglés de varias enfermedades y de varios órganos para los que se cree que las plantas son útiles: la próstata, el asma, la impotencia, la leche materna, los nervios, el insomnio, etcétera. Debajo de cada enfermedad se indica el nombre de las plantas medicinales útiles y cómo han de usarse.

Los botánicos han observado algunas diferencias interesantes entre las plantas medicinales indígenas y las medicinas al estilo occidental; algo que es evidente mediante un examen de los letreros del mercado en los puestos de hierbas de San José. Balick y su colega Paul Alan Cox han observado que las plantas indígenas se usan con más frecuencia para "los problemas gastrointestinales, las inflamaciones, las enfermedades dérmicas y otros males, mientras que las medicinas occidentales se usan con más frecuencia para tratar enfermedades cardiovasculares y nerviosas, el cáncer y las dolencias ocasionadas por microbios".

¿Por qué existe tal diferencia? Los motivos han de encontrarse en el modo de vida de las distintas culturas. Las enfermedades cardiovasculares, los cánceres, las infecciones provocadas por microbios, y los trastornos del sistema nervioso son los que más matan en las sociedades occidentales, comparado con el modo de vida de los indígenas, que no suelen vivir tanto, y que ven la diarrea, los problemas de la maternidad, y las inflamaciones como algo más grave, escriben Balick y Cox. De hecho, otros investigadores han observado que es común que la mortandad infantil en algunas tribus del Amazonas ha llegado a alcanzar el treinta por ciento. Más de la mitad de las muertes entre los niños de menos de un año de edad se atribuyen a la diarrea, la disentería o las infecciones respiratorias. Balick y Cox también han observado que es probable que las culturas tradicionales eviten las plantas que contengan sustancias tóxicas que, aunque sean útiles quizá contra el cáncer y las enfermedades cardiovasculares, tienen que usarse en dosis muy concretas y se necesitan conocimientos para usarlas debidamente.

Esto se muestra de la misma forma con la pequeña lista de plantas medicinales que, según la ley costarricense, pueden venderse como remedios. Según el derecho costarricense, los tramos del mercado pueden vender las plantas medicinales como las legumbres en su estado natural. Pero una vez que se venden en las tiendas como extractos, polvos, jabones o píldoras, la recogida y la preparación de las plantas debe hacerse bajo un control más estricto. Al menos en teoría, las plantas tienen que identificarse debidamente, deben probarse sus componentes químicos, y su pureza debe atenerse a ciertas normas gubernamentales. Sin embargo, los costarricenses dicen que en la práctica es difícil asegurarse de que todas las plantas medicinales recogidas se atengan a las normas.

Resulta que aunque los costarricenses suelen usar muchas plantas medicinales, sólo unas pocas son reconocidas oficialmente para los usos reconocidos y relacionados con la salud y sujetos a las regulaciones legales. En la lista corta figuran la manzanilla, el tomillo, la zarzaparrilla y la menta. Aunque esas plantas tienen muchos usos medicinales tradicionales, según el conjunto de leyes de Costa Rica, están limitadas a usarse como antiespasmódicos intestinales o para ayudar la micción. Es decir, y según las observaciones de Balick y Cox, los dos tipos de trastornos físicos que son los que con más frecuencia los indígenas tratan con la medicina yerbera.

Esta modesta lista de plantas reconocidas en Costa Rica, a pesar de una larga experiencia cultural en la América Central con las plantas medicinales, es típica de lo que ha pasado en otros sitios. Con mucha frecuencia, los gobiernos, los organismos mundiales y los legisladores han actuado con más prudencia, aunque de forma diferente, según los sitios, en reconocer que las plantas sí se pueden usar como medicinas populares.

Si se para al lado de cualquier puesto de hierbas en el Mercado Central de San José de Costa Rica, se puede ver algunas de las plantas medicinales que se usan con más frecuencia en las culturas hispanas, desde el sudoeste de los Estados Unidos y México hasta la América del Sur.

De hecho, las plantas que se usan con más frecuencia entre los mexicanos y los costarricenses son parecidas. Cuando se les pregunta qué remedios usan con más frecuencia, los mexicanos de ambos lados del río Grande, en las ciudades de Texas y México, dicen usar la manzanilla, el áloe, el anís, la menta, el ajenjo, las hojas del naranjo, la albahaca dulce, el orégano y el ajo. Todas, salvo las hojas del naranjo, están a la venta en el mercado de Costa Rica. A Unos tres mil kilómetros al sur, en una clínica ginecológica chilena, la manzanilla y el orégano son los ingredientes clave de ciertos remedios que figuran en un libro de recetas. Claramente, aunque haya variaciones regionales, existe un conocimiento general básico de las medicinas yerberas en las diversas culturas latinoamericanas que procede tanto de los indios de la antigüedad como de los colonos europeos.

Lo profundamente arraigado que está el uso de las plantas medicinales dentro de las culturas de la América Latina puede medirse mediante ciertos estudios hechos recientemente, y por otros aún por concluir. Hay tantas especies de plantas en la América Latina que hasta ahora ha sido imposible para cualquier grupo de investigadores determinar todas las plantas medicinales disponibles. Pero un estudio en particular, centrándose en las Antillas y la América Central, ya para el año 1999 se había identificado y estudiado 109 tipos de plantas usadas en las prácticas de curación tradicionales. El estudio realizado por la Organización Medicina Tradicional en la Isla (o TRAMIL en inglés), estudió las poblaciones rurales para averiguar qué plantas se usaban habitualmente para tratar las enfermedades (las enfermedades graves, como el cáncer y el SIDA, se excluyeron). Después estudiaron la composición química de las diversas especies, identificaron posibles peligros e hicieron recomendaciones sobre sus usos. Los resultados se publicaron en una farmacopea de las Antillas, y forman parte de una estrategia general de la TRAMIL de difundir los conocimientos valiosos sobre plantas medicinales seguras, y aconsejar su cultivo para proporcionarles a los habitantes de la América Central y de las Antillas una alternativa económica a las medicinas de tipo occidental.

Casi la décima parte de las plantas estudiadas por la TRAMIL son consideradas tóxicas y no se recomienda su uso. Pero una gran parte de las plantas están aún estudiándose o ya se les considera seguras. Entre las últimas hay algunas plantas medicinales bien conocidas por los hispanos que venden los comerciantes de hierbas por toda la región: la manzanilla, la menta, el eucalipto, la papaya y otras. Es el mismo grupo principal de productos de plantas medicinales que siempre se encuentra continuamente por todo el mundo hispánico.

Si fueran a trabajar en puestos de hierbas fuera de Costa Rica, los comerciantes como Alfredo y el casal Asturias se sentirían sin duda a gusto sabiendo que sus productos estarían en demanda entre la población local. No obstante, los vendedores de hierbas de San José de Costa Rica no están seguros de si permanecerán o no en el negocio en los próximos años. Siguen difundiéndose los rumores en el Mercado Central de que algunos constructores están interesados en derribar la estructura centenaria y construir un complejo moderno. Algunos comerciantes simplemente no saben lo que significaría el plan de construcción para ellos, ni si pudiesen quedarse allí. Pero si los comerciantes en hierbas se mudaran, los clientes, sin duda alguna, los seguirían buscando.

CAPÍTULO III

Los nuevos usos de la medicina antigua

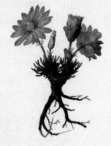

Lisa Conte y el doctor Alan Snow ejercen carreras que proceden de campos diferentes. Conte se desenvolvía en el mundo de las finanzas y la inversión de capital, mientras que el doctor Snow, tras estudiar la biología y la medicina, adquirió una buena fama en el campo de la investigación del mal de Alzheimer. Aunque su formación es diferente, ambos desempeñaron un papel importante en el hecho de que dos plantas medicinales selváticas de la América Latina se convirtieran en productos importantes para el tratamiento de las enfermedades en el siglo XXI. Los esfuerzos de Conte condujeron a un producto derivado de la planta sangre de dragón. El doctor Snow ayudó a desarrollar el uso de un extracto de la planta uña de gato, que se cree que ayuda a los que padecen del mal de Alzheimer. Su historia muestra cómo momentos de inspiración, compromiso empresarial e investigación científica se unieron para preparar medicinas nuevas basadas en las tradicionales.

Era a mediados del 1988 y Conte, que había estudiado en el Dartmouth College (estado de Nueva Hampshire, EE.UU.), era una mujer de negocios estadounidense que aún no tenía treinta años, pero que ya había escalado el monte Kilimanjaro, el pico más alto del África y uno de los montes más famosos del mundo. El escritor Ernest Hemingway lo había convertido en el personaje central de su famosa novela *Las nieves del Kilimanjaro*. A través de las generaciones el atractivo del monte ha inspirado a muchos, algunos envueltos en su propio sentido de la aventura, y otros buscando una conexión más espiritual al subir sus laderas.

Pero antes de disfrutar de la grandeza de la cima, está el esfuerzo de la subida. A una altura de 5.895 metros, con un ascenso gradual en el que puede tardarse de dos a tres días, el Kilimanjaro no parece una expedición difícil. La montaña no tiene precipicios peligrosos ni campos de hielo. Pero el macizo del monte volcánico, que consiste en tres cráteres, plantea una serie de dificultades en el camino hacia la cima. Los alpinistas experimentan el calor y el frío. Plantas selváticas, conocidas como las "plantas del pantano", suelen anunciar la llegada de la enfermedad de la altitud, haciendo que algunos alpinistas sientan náuseas y debilidad, y que tengan dificultades para respirar.

Los comerciantes locales vieron que había un

mercado para un elixir que prometería ayudar a los que experimentaran la enfermedad de la altitud, así que pusieron puestos en la zona de la jungla a lo largo de la ruta del Kilimanjaro. Vendían botellas de lo que Conte recordaba era "un líquido verde", compuesto por extractos de plantas de un origen desconocido, probablemente salvia, que algunos alpinistas dicen que la gente local usa para curar la indigestión. Una de sus compañeras de subida sintió los efectos de la altitud. Esperando encontrar algo que ayudase, la amiga de Conte tomó un poco del líquido viscoso.

Al mirar la bebida verde, la compañera de excursión de Conte se volvió hacia ella y le dijo, "Sabes, Lisa, verdaderamente deberías hacer algo sobre esto algún día". Evidentemente, quiso decir encontrar una cura para el mal de altitud y convertir el descubrimiento en negocio, quizás en una mezcla como la que se vendía en el camino del Kilimanjaro.

Lisa Conte nunca descubrió una cura para el mal de altitud, pero ese mismo momento en la jungla, al lado del puesto de refrescos del monte, le hizo pensar en cómo las plantas pueden ser la clave de una mejor salud humana. Conte conservó esta curiosidad intelectual sobre las plantas durante varios meses, pero como inversionista de capital en el estado de California, tenía muchas otras cosas que la mantenían ocupada.

Todo cambió más bien de repente cuando una copia de la revista *Smithsonian* fue a parar al escritorio de Conte un día antes de que ésta cumpliera los treinta años. Al

ojear la revista, Conte encontró un artículo que trataba
de la destrucción de las selvas alrededor del mundo, y
cómo la pérdida de tantas plantas amenazaba con negarle
a la humanidad la oportunidad de usar los recursos
botánicos del mundo para mejorar la salud.

Para Conte fue un momento de mucho entusiasmo.
¿Por qué no, pensó, usar el conocimiento adquirido
durante miles de años de experiencia humana para descubrir medicinas que sean seguras, eficaces y nuevas? Al día
siguiente, día de su cumpleaños, Conte les dijo a sus colegas
de la compañía Technology Funding, Inc., en donde tenía el
cargo de vicepresidenta, que iba a renunciar para fundar
una empresa que se dedicaría a elaborar productos farmacéuticos basados en los recursos botánicos de las selvas
antes de que hubiera más pérdidas de los preciados recursos
globales bajo el aplastamiento rapaz de la industria del cultivo y de la explotación forestal. Los amigos de Conte en la
compañía Technology Funding la convencieron de que no
se fuera debido a lo que, según ellos, parecía ser una
decisión sin reflexionar. En lugar de ello, la convencieron
de que siguiera afiliada a la empresa de inversión de capital
mediante un acuerdo especial que le permitiría regresar a
su antiguo puesto si las cosas no le salían bien.

Después de seis meses de investigación por su
propia cuenta y de hablar con algunos de los etnobotánicos más conocidos en ese campo, Conte fundó el laboratorio Shaman (Shaman Pharmaceuticals, Inc.), en el año
1990. El objetivo de la empresa era elaborar productos
farmacéuticos a partir de las plantas tropicales, muchas

de las cuales crecen en la América Latina y tienen una larga historia de ser utilizadas por los indígenas y los hispanos como plantas medicinales.

Ciertas empresas farmacéuticas han elaborado algunas medicinas a partir de plantas y sustancias basadas en éstas. Pero el laboratorio Shaman, (el nombre viene de la palabra usada para un hombre o una mujer que trata las enfermedades por comunicarse con el mundo espiritual, o como se le dice en español, *chamán*), se fundó con la idea de que la tecnología y las ciencias modernas podían combinarse con el conocimiento de las plantas medicinales tradicionales para, como dice Conte, "desempeñar un papel para evitar la destrucción de las selvas, y en elaborar productos farmacéuticos nuevos para las necesidades médicas aún no satisfechas". Era una estrategia que aprovecharía el conocimiento de las prácticas medicinales populares de los hispanos y, legitimaría aún más un sistema de medicina popular que durante mucho tiempo había sido considerado por muchos en el mundo occidental como extraño, inferior y sin probar.

Con tarjetas de crédito como única fuente de capital, Conte y sus socios obtuvieron cuarenta mil dólares en préstamos para el financiamiento inicial antes de que tuvieran un plan del negocio para atraer inversionistas que pusieran más dinero. Conte recuerda que había escepticismo sobre tal negocio, aunque el mundo estaba muy preocupado por el medio ambiente, sobre todo por las selvas. Pero pronto las ofertas de acciones proporcionaron más dinero, y para el 1996, el laboratorio Shaman había conseguido más de 85 millones de dólares mediante una combinación de la venta de acciones e inversiones.

Una de las primeras cosas que hizo el laboratorio Shaman fue seleccionar los mejores cerebros en el campo de etnobotánica y la ciencia para elaborar un plan de selección de plantas usadas por los curanderos nativos en la América Latina, el África y el sudoeste del continente asiático. La teoría era que aunque la selección fortuita de las plantas puede hacer que se descubran algunas sustancias medicinales importantes, un enfoque de investigación mejor canalizado—que utiliza el conocimiento de los indígenas—puede adelantar el proceso de descubrimiento.

Esto representaba una tarea enorme para los investigadores. Sólo la América tropical tenía, según cálculos aproximados, cien mil especies de plantas. Si se incluye en el cómputo las zonas tropicales del resto del mundo, el cálculo aproximado de las plantas ascendía a quinientas mil. No obstante, incluso para fines de los años noventa, sólo aproximadamente el uno por ciento de las plantas había sido seleccionadas por los científicos para un posible uso médico. Para reducir la cantidad de investigaciones necesarias, el laboratorio Shaman empezó a concentrarse en las plantas que los curanderos de la América del Sur y Central—así como de otras zonas tropicales—usaban para determinadas enfermedades. Luego, según Conte, el equipo de estrategia científica de la empresa evaluaba las plantas, dándoles una gran prioridad a algunas de ellas para que fueran probadas y mejor analizadas. Un enfoque tan preciso, según esperaban los funcionarios de la empresa, les permitiría concentrarse en plantas medicinales que tuvieran un historial de uso seguro.

El Amazonas, un auténtico invernadero de remedios tradicionales hispanos, era un lugar natural en el cual el laboratorio Shaman concentraría sus esfuerzos. La región ha sido la fuente de ciertas medicinas durante siglos. El quino, la fuente natural de la quinina, fue una de las primeras plantas medicinales explotadas. Era tan importante que durante la segunda guerra mundial unos científicos y funcionarios de los Estados Unidos llevaron a cabo una gran campaña por la quinina en el Ecuador y otras partes de la región. Querían cosecharla y procesarla para hacer una suficiente cantidad para ser usada en la guerra de los Estados Unidos en el Pacífico. El control de los japoneses de partes del Asia le había negado a los Estados Unidos y a sus aliados el acceso a la industria de la quinina, y por ende, había que explotar una fuente nueva.

El curare era otra sustancia de planta del Amazonas que, aunque peligrosa, en cantidades pequeñas resultó útil como un relajante muscular. El árbol *Pilocarpus jaborandi,* conocido como un inductor de sudor y diurético entre los indios del Amazonas, produce el alcaloide pilocarpina, que ha resultado ser útil en el tratamiento del glaucoma. También estaba el *Catharanthus roseus,* o vincapervinca, que sirvió para el descubrimiento de tratamientos para la leucemia y el mal de Hodgkin.

Inspirados por la labor innovadora realizada por decenios, los científicos y las empresas farmacéuticas han estado estudiando las plantas de la América Latina a más profundidad. Era una industria naciente cuando el laboratorio Shaman empezó su labor, y por eso la empresa decidió trabajar de cerca con los curanderos locales y los chamanes que conservan el recuerdo de las prácticas medicinales de sus pueblos.

Entre los programas más conocidos destinados a establecer directrices prometedoras que llegan a conseguir medicinas de la selva han sido aquellos establecidos por el Jardín Botánico de Nueva York con laboratorios farmacéuticos tal como Merck y Pfizer, y el Instituto Nacional de la Salud de los Estados Unidos. Además, estos programas ayudaron al laboratorio a encontrar plantas que pueden resultar beneficiosas. El Jardín Botánico de Nueva York estableció la política de repartir cualquier beneficio que recibe del desarrollo de medicinas de la selva con las instituciones con las que trabaja en esas zonas selváticas. Otras empresas han establecido fundaciones destinadas a beneficiar a los pueblos indígenas en caso de que se desarrollasen medicinas de plantas. De hecho, el reparto de los beneficios del desarrollo de medicinas se convirtió en eje central del pensamiento comercial del laboratorio Shaman. La empresa formó la Asociación para la Conservación del Bosque (Healing Forest Conservancy), una corporación sin fines de lucro, ubicada en California, que tiene el objetivo de tomar los fondos procedentes de los

Anthony DeStefano

beneficios del producto y proporcionarles ayuda a los pueblos indígenas en los países en los que el laboratorio Shaman en estaba buscando plantas útiles. La empresa también se concentra en conservar las plantas medicinales tradicionales.

Uno de los primeros funcionarios del laboratorio Shaman buscar nuevas medicinas fue Steven R. King. Después de vivir dos años en el Perú al final de los años setenta, King ascendió en la carrera científica. Trabajó en el año 1988 como asociado de investigación en un departamento de la Academia Nacional de las Ciencias de los Estados Unidos. Cinco años antes, King había sido becario doctoral en el Instituto de Botánica Económica del Jardín Botánico de Nueva York, una entidad única y de prestigio que lleva a cabo investigaciones alrededor del mundo en la relación económica entre los pueblos y las plantas. Justo antes de ayudar a establecer el laboratorio Shaman, King había sido el botánico de más alto rango para la América Latina del Centro para la Conservación de la Naturaleza en Arlington, estado de Virginia (EE.UU.).

Dirigiendo el equipo de estrategia científica del laboratorio Shaman, King viajó al interior del Brasil y seleccionó curanderos que había conocido antes y otros que conoció entonces. Había oído a colegas estadounidenses hablar de la sangre de dragón, una planta medicinal conocida científicamente como *Croton lechleri*. Un árbol selvático del Amazonas, la sangre de dragón se conoce por producir un látex gomoso de un color

46

rojizo, de ahí el nombre popular. La resina de los árboles relacionados con ella, tienen un historial de ser usados para los barnices. Pero una especie del árbol con látex que crece en el noroeste del Amazonas, también tiene un historial bien conocido de uso como medicina. De hecho, dice King, la resina se usaba en la América Latina para la tos, como aplicación tópica para las heridas, y para tratar la diarrea y otros trastornos gastrointestinales. También ha resultado ser útil para curar las cicatrices provocadas por interrupciones quirúrgicas. Por lo general no solía cortarse el árbol para recoger la resina, sino que se cortaba la corteza para que saliera el líquido.

Según los investigadores que han estudiado la sangre de dragón, el látex se vendía en la América Central y en los países andinos bajo el nombre de—por lo menos—veinte marcas diferentes. Estos fabricantes vendían cantidades pequeñas de líquido en botellas para la diabetes, las úlceras, la prevención del cáncer, la tonsilitis (amigdalitis), como antiinflamatorio, y para aumentar la fecundidad y la pérdida de peso", así como para el lavado vaginal y para el tratamiento de las hemorroides y el acné, según un artículo publicado en la publicación científica *Phytomedicine*. Claramente, la sangre de dragón juega un papel importante en el mundo de la medicina popular de la América Latina, especialmente como remedio para los síntomas del catarro y de la gripe, dice Conte. La cuestión era si efectivamente era un producto farmacéutico.

El virus sincitial de la respiración (VSR) es un problema habitual, sobre todo entre los niños pequeños. El virus causa síntomas tal como los de la gripe, y a él se le deben numerosas hospitalizaciones. King y sus colegas trajeron muestras de sangre de dragón a su regreso a los Estados Unidos. Seleccionaron extractos de la resina en un intento por ver el efecto que podría tener sobre el VSR y otros tipos de virus, entre ellos los que causan varias formas de la gripe, el herpes y la hepatitis. Durante esa época, sólo se usaba una sustancia sacada de una planta como una medicina antiviral, así que el descubrimiento de otro compuesto tendría un gran impacto.

Las pruebas iniciales en el laboratorio con animales no indicaron ninguna toxicidad importante en la sangre de dragón. Con respecto a la actividad antiviral, se descubrió que el extracto de sangre de dragón, conocido como el SP-303, muestra una actividad potente contra los cultivos de células de ese virus, de gripe A, y otro virus gripal, según un informe publicado en la revista *Phytomedicine*. El extracto del SP-303 también demostró tener una actividad antiviral contra dos tipos de virus de herpes que habían mostrado resistencia contra algunas preparaciones comerciales ya en el mercado, así como contra dos tipos de virus de hepatitis. Los resultados fueron alentadores, y King y sus colegas del laboratorio Shaman decidieron solicitar a la Administración de Fármacos y Alimentos de los Estados Unidos para obtener el permiso para realizar pruebas clínicas en los seres humanos en un esfuerzo por desarrollar una medicina para combatir el virus de la respiración.

Habitualmente, el proceso de desarrollo de medicinas de la Administración de Fármacos y Alimentos comprende tres etapas de estudio clínico, las cuales hay que pasar con éxito antes de que pueda aprobarse un producto para el uso general. Las pruebas iniciales, conocidas como fase I, comprendió utilizar el SP-303 en unos 120 adultos que recibieron dosis variadas. Los resultados de la prueba, según Conte en un informe que publicó luego, indicaron que la medicina no tenía efectos adversos importantes en los adultos. Un estudio pos tenor en la primavera del año 1993, y realizada entre niños, mostró que el SP-303 era seguro. Sin duda alentados por los resultados de las pruebas de la fase I, al principio de 1994, el laboratorio Shaman emprendió las pruebas de la fase II, para determinar, entre otras cosas, más sobre la seguridad de la medicina y la forma en que el cuerpo humano la absorbe, la metaboliza y la elimina. Fue en el nivel de la fase II, según Steven King, que se empezaron a encontrar obstáculos.

En una entrevista, King dijo que la Administración de Fármacos y Alimentos estudió los resultados de las pruebas de la fase II y dijo que el SP-303 no podía encontrarse en la sangre de las personas que lo habían tomado. King dijo que en un caso como ese, es difícil explicar cómo podía actuar, por ejemplo, en los pulmones. El organismo gubernamental no quiso continuar con el estudio, y en ese momento los intentos del laboratorio

Shaman de desarrollar una medicina para combatir el virus de la respiración en los niños había llegado a un callejón sin salida.

Aunque se cerraba una puerta otra parecía que se abría. La sangre de dragón se conocía ampliamente en la América Latina como una planta útil para el tratamiento de los trastornos gastrointestinales, en específico la diarrea. La sustancia de la planta trataba la diarrea al impedir la secreción de agua en los intestinos, lo que causa deyecciones acuosas y poco firmes. La diarrea era un problema común de salud, que con frecuencia molestaba a los viajeros, específicamente en el trópico. Se calcula que al año se dan en todo el mundo unas veintiséis millones de recetas sólo para tratar la diarrea de los viajeros. Para los enfermos del SIDA, la diarrea se ha convertido en una plaga, que puede causar sufrimiento mediante ataques debilitantes que suelen durar semanas enteras. Aunque no se aconsejó el desarrollo del SP-303 como medicina para combatir el virus de la respiración, el organismo federal aconsejó al laboratorio Shaman de tratar de usarla para el desarrollo de un tratamiento para la diarrea.

En 1996, el laboratorio Shaman, con la cooperación de un experto en medicina de viajes del Centro Médico de la Universidad de Texas en Houston y de La Facultad de Medicina Baylor, empezó una estudio de fase II del SP-303 en el tratamiento de la diarrea de los viajeros. Los resultados fueron prometedores. De unos setenta y cinco enfermos con diarrea aguda y con el síndrome de los viajeros, casi el noventa por ciento experimentaron volvieron rápidamente a la función intestinal normal después de tomar la medicina, según los resultados publicados por el laboratorio Shaman en noviembre de 1996. No hubo reacciones contrarias importantes, y la mayoría de los enfermos no recayeron, según el estudio. Por ende, al PS-303 se le puso el nombre de Provir.

El laboratorio Shaman anunció que estaba preparado para expandir el estudio de la fase II a centenares de enfermos más y, en el 1977, expandió la prueba al incluir a los que padecían de diarrea y del SIDA. Los resultados de la prueba, publicados en 1998, siguieron positivos. Una parte de las pruebas demostró que el Provir resultó eficaz entre un grupo de estadounidenses que viajaron a Jamaica y México, mientras que una segunda parte demostró que la ayuda era útil para ayudar a acabar con la diarrea entre los venezolanos que padecían de diarrea acuosa aguda. Otro aspecto de este estudio comprendió 51 enfermos del SIDA en dos hospitales de California, y parece que fue positivo. Los resultados de las pruebas publicados en octubre de 1997 mostraban que a los que se les dio el Provir tuvieron una reducción en la frecuencia de los movimientos intestinales y en el peso de sus deyecciones.

Gracias a los resultados de las pruebas tan prometedoras del Provir entre los enfermos del SIDA, en el año 1998 el laboratorio Shaman recibió una designación de aprobación rápida del organismo federal que le permitiría adelantar el desarrollo de la medicina para tratar la diarrea de los enfermos del SIDA. Si todo iba bien, una solicitud de aprobación para comercializar un producto farmacéutico podía tramitarse rápidamente. La sangre de dragón ofrecía la promesa de ayudar a los enfermos del SIDA, y el laboratorio Shaman estaba a punto de cumplir uno de sus objetivos principales: el poder desarrollar productos farmacéuticos nuevos a basados en las plantas tropicales usadas en la medicina folclórica.

Pero luego surgieron los problemas cuando algunas de las medicinas aprobadas por el organismo federal mostraron ser peligrosas una vez que ya estaban a la venta pública, a pesar del hecho que habían pasado el procedimiento del organismo federal para la aprobación de nuevas medicinas. Dos productos resultaron ser demasiado arriesgados. Preocupado por estas situaciones peligrosas, el organismo federal estadounidense eliminó algunos de sus programas de aprobación rápida, incluyendo el del Provir.

"Así que el organismo federal tomó un paso atrás, y empezó a seguir rigurosamente las normas y a no dar aprobaciones rápidas al Provir", recordó King. El organismo federal, dijo, deseaba ver "algunos datos más", y por eso mandó a hacer otra prueba clínica.

"Eso nos endeudó", recordó King. La empresa había gastado ya millones en las pruebas anteriores y en el desarrollo del Provir. Sin producto en el mercado y con las deudas ya numerosas, el laboratorio Shaman no estaba en ninguna posición de recaudar los millones de dólares necesarios para los demás estudios que pedía el organismo federal. El Provir, y por extensión la sangre de dragón, no eran candidatos probables a convertirse en productos farmacéuticos en los Estados Unidos.

Las declaraciones del laboratorio Shaman a la Junta de Valores y de Control de Cambios de los Estados Unidos (Securities and Exchange Commission) mostraban que había sufrido pérdidas importantes todos los años desde que la empresa se fundó en 1989. Para mediados de 1999, el laboratorio Shaman no había tenido ningunas ventas, puesto que sus esfuerzos se habían concentrado en desarrollar medicinas a base de las plantas tradicionales, según las declaraciones a la comisión federal. Paralizada en sus intentos de lanzar el Provir como medicina y prácticamente sin dinero, el laboratorio Shaman en 1998 decidió tomar algunas medidas drásticas. La empresa cerró su oficina de desarrollo de productos farmacéuticos y despidió a aproximadamente el sesenta y cinco por ciento de los empleados. El laboratorio también anuló su modelo comercial antiguo—basado en el desarrollo de productos farmacéuticos—y decidió reestructurarse y, en lugar de lo anterior, concentrarse en el desarrollo y comercialización de suplementos alimenticios.

Si el laboratorio Shaman quería seguir existiendo y no abandonar los esfuerzos de un decenio en el campo del desarrollo de productos a base de las plantas y un archivo con más de 2.600 plantas tropicales, ya que el negocio de los suplementos alimenticios tenía mucho sentido. No sólo era un mercado grande en los Estados Unidos, (se calculaba que fuera de por lo menos de 12 mil millones de dólares al año en ventas en el 1997, de los cuales 4 mil millones de dólares eran de las ventas de productos botánicos), sino que todo parecía indicar que crecería, ya que se envejecía la población nacida después de la segunda guerra mundial, y que más se interesaba por la salud. Los productos a base de las plantas eran cada día más aceptados.

Como parte de la reestructuración de 1999, en el otoño de ese año el laboratorio Shaman empezó a comercializar el producto SB-Normal Stool Formula como un suplemento alimenticio mediante la red cibernética, el correo, y por ventas por teléfono, así como en ciertas tiendas. Este era la versión para el consumidor del producto anteriormente conocido cómo el Provir, y podría ser muy beneficioso para los que padeciesen de diarrea relacionada con el SIDA.

El laboratorio Shaman pudo cambiar de orientación tan rápidamente como lo hizo porque la comercialización de un producto de plantas como complemento alimenticio es mucho más fácil que comercializarlo como producto farmacéutico. No se necesitan pruebas caras y de larga duración, y según la ley federal estadounidense de 1994 sobre la salud y la educación con respecto a los suplementos alimenticios, éstos no están sujetos a la aprobación del gobierno federal antes de su comercialización. Esto no quiere decir que los suplementos puedan comercializarse sin ningún tipo de regulación. Por ejemplo, no se les permite a los fabricantes que los vendan como curas ni remedios de ninguna enfermedad ni padecimiento. En lugar de eso, un suplemento alimenticio puede llevar una etiqueta que diga que promueve o mantiene cierta función corporal, como la salud de la próstata en los hombres y la formación normal de las deyecciones. Los suplementos también están sujetos a las regulaciones dedicadas al control de la calidad, y por ende, no pueden llevar una etiqueta que no corresponda a lo que son, ni tampoco pueden cambiarse.

El laboratorio Shaman también estaba explorando al final de 1999 la comercialización de otros productos botánicos, además de la fórmula para las deyecciones. Uno de ellos era el Virend, otro derivado de la sangre de dragón que era útil contra el virus del herpes. El herpes es una enfermedad crónica, y a veces debilitadora, transmitida sexualmente. Según los resultados de pruebas hechas anteriores con extractos de sangre de dragón, se puede decir con certeza que la sustancia botánica era tóxica para el virus que causa este mal venéreo. No pudiendo ya gastar millones de dólares en pruebas clínicas de largas duración, el laboratorio Shaman planeó comercializar el Virend como una crema cosmética para el herpes oral y genital, según dijo Steven King. En declaraciones hechas al organismo federal correspondiente, el laboratorio Shaman dijo que también estaba planeando desarrollar un sistema de dieta destinado a las enfermedades relacionadas con la diabetes. Además, la empresa estaba estudiando los productos relacionados con el alivio gastrointestinal, ayudas para dormir, agentes calmantes y productos para regular el peso.

Para mediados del año 2000, el laboratorio Shaman,

con casi seis meses de experiencia en la comercialización de la fórmula para las deyecciones, decidió ampliar sus esfuerzos. La empresa anunció en mayo del 2000 que ampliaría sus esfuerzos de comercialización y ventas dirigidos a más sectores del mercado de productos contra la diarrea para el consumidor. Esto significaba incluir a las personas que padecían del síndrome de intestinos irritables, estaban sometidas a la quimioterapia y tratamientos de radiación, habían pasado por una interrupción quirúrgica en la médula, o por un transplante de órgano, o estaban experimentando los efectos secundarios de medicinas. A la misma vez, el laboratorio Shaman también anunció que iba a reducir el precio de su SB-Normal Stool Formula.

A diferencia de los científicos y ejecutivos del laboratorio Shaman, Alan Snow no se dedicaba al asunto de las hierbas. Ninguna de las manías de suplementos alimenticios que se ponen y pasan de moda en los Estados Unidos le habían interesado. Como hombre de ciencia que trataba con lo tangible y verificable, es difícil imaginarse que el doctor Snow pensase que los productos de los estantes de las tiendas de alimentos saludables eran diferentes a los que se encuentran en puestos de los mercados donde se venden remedios yerberos para mejorar el cuerpo y el alma.

Canadiense de nacimiento, Alan Snow obtuvo el doctorado en 1986 en la universidad Queen's University de Kingston, provincia de Ontario. De allí se fue para la Universidad de Washington en Seattle (EE.UU.), en donde empezó a profundizarse más en su especialidad: una rama de la bioquímica que trata de la dinámica de un tipo particular de trastorno celular que afecta el cerebro humano y conduce al mal de Alzheimer. Éste afecta a unos doce millones de personas ancianas en todo el mundo, incluyendo unas cuatro millones en los Estados Unidos, quitándoles la memoria y otras facultades mentales. El mal de Alzheimer se considera un problema de larga duración para los estadounidenses debido al envejecimiento de la población nacida después de la segunda guerra mundial.

Fue por casualidad que el doctor Snow se dio con uno de los más prometedores remedios hecho de la uña de gato, una planta medicinal tradicional hispana. Buscando la fuente de substancias que pudieran ser útiles para la creación de una medicina para combatir el mal de Alzheimer, Snow y sus colegas fueron a ver los estantes de una tienda de alimentos para la salud en Seattle paras encontrar nuevas ideas. Dieron con un frasco de cápsulas de uña de gato. "Estaban allí mismo", dijo el doctor Snow en una entrevista.

Conocida botánicamente como la *Uncaria tormentosa,* la uña de gato se usa mucho en la América Latina, y se ha abierto paso en el mercado estadounidense. Una planta trepadora, leñosa y con espinas punzantes en la base de las hojas—de ahí su nombre vulgar—la uña de gato crece en zonas elevadas de toda la América del Sur y Central. Los indios peruanos la han usado por dos mil años para estimular el sistema inmunológico, como antiinflamatorio para la artritis, y para sanar las heridas y tratar el cáncer. Se vende en los puestos de los mercados en la América del Sur y Central en forma de planta cortada, en cápsulas, y en bolsitas de té. En los Estados Unidos está a la venta en botánicas, tiendas de alimentos saludables y en supermercados como polvo de corteza.

Lo que hizo que Alan Snow y sus colegas miraran con detenimiento la uña de gato fue el hecho de que contenía ciertas sustancias de planta que—según se descubrió—protegían el sistema de inmunológica y las células del cuerpo. Para empezar, dijo el doctor Snow, la uña de gato contiene flavonoides que tienen la capacidad de proteger las células humanas de la oxidación. Además, contiene ciertos alcaloides que, según dice, aumentan la capacidad de determinadas células blancas de la sangre de atacar los organismos que las penetran.

Estos y otros atributos de la composición química de la uña de gato hacían que la planta fuera prometedora para los estudios que Alan Snow había pensado hacer durante mucho tiempo en su papel de investigador principal de un proyecto importante del Centro de Investigación de la Universidad de Washington. El proyecto estaba destinado a determinar qué mecanismo físico causaba el mal de Alzheimer. Los investigadores se habían concentrado en la existencia de una proteína en el cerebro como causa de la enfermedad. En buenas condiciones, la proteína crea fibras en el cerebro que son parecidas a la placa que se forma en los vasos sanguíneos. Estas fibras, según muestran las pruebas, pueden ser responsables del tipo de neurodegeneración observado en aquéllos que padecen del mal de Alzheimer. Si se pudiera descubrir una manera de obstaculizar la formación de estos depósitos en el cerebro, el doctor Snow y sus colegas creían que a los que padecen del mal de Alzheimer se les podía ayudar tanto al principio como al final de la enfermedad.

El interés por la uña de gato no significaba la primera vez que la ciencia se había orientado hacia una planta medicinal para combatir el mal de Alzheimer. Estudios hechos con la bilubola—una planta que había conseguido popularidad como una sustancia que mejora la memoria—mostró que aquéllos que padecen del mal de Alzheimer a que se les dio una dosis de esa sustancia, calificaron mejor en las pruebas de la memoria, comparado con un grupo que tomó un placebo. Los científicos creen que las propiedades antioxidantes de la planta pueden contribuir al efecto probado en los estudios.

El doctor Alan Snow y sus colegas probaron la muestra de uña de gato, así como centenares de otros compuestos, para ver lo que podría interrumpir la formación de esta placa del cerebro. Utilizando como sujetos ratas de laboratorio, los investigadores descubrieron que un derivado de la uña de gato impedía la formación de depósitos, e informaron sobre estos resultados a la Sexta Conferencia Internacional sobre el Mal de

Alzheimer y las enfermedades relacionadas con él en Amsterdam (Países Bajos) en el mes de julio de 1998. Fue todo un descubrimiento.

La extracción del producto químico de la uña de gato la llevó a cabo un laboratorio que el doctor Snow ayudó a fundar llamada ProteoTech, una empresa de biotecnología con sede en el estado de Washington. Aunque el procedimiento de extracción es un secreto comercial de la empresa, el laboratorio ProteoTech llamó al extracto PTI-00703®, y le dejó su producción y venta mundiales como un suplemento alimenticio al laboratorio Rexall Sundown de la Florida (EE.UU.). La actividad antioxidante de PTI-00703®, una característica de ciertos componentes químicos de la uña de gato, se cree que combate los efectos debilitantes y paralizadores de los depósitos de fibrillas de la beta amiloid en el cerebro humano.

En el mes abril de 1999, los resultados de los estudios con roedores con el compuesto PTI-00703®, conocido por el nombre comercial de Congo Blend, se dieron a conocer en una conferencia en Washington, D.C. Hacia el mismo tiempo, los laboratorios ProteoTech y Rexal empezaron un estudio de prueba con algunos enfermos del mal de Alzheimer afectados de ligera a moderadamente. Luego en aquel año, se lanzaron una serie de pruebas clínicas más amplias. O sea, un preludio, si todo iba bien, a la aprobación por el organismo federal correspondiente del PTI-00703® como una nueva medicina para tratar el mal de Alzheimer. En el 1999 sólo había en el mercado dos medicinas para tratar el mal de Alzheimer, y se esperaba que las pruebas clínicas durarían hasta el otoño del 2000.

Si el esfuerzo resulta fructuoso, será un acontecimiento importante en el mundo de los productos farmacéuticos. Fue casi por casualidad que la uña de gato se encontró en el estudio del mal de Alzheimer, aunque los investigadores sabían que cualquier producto que tuviera propiedades antioxidantes era un candidato para investigar más sobre él. Hoy en día, el doctor Snow siente un gran profundo respeto por el poder que puede estar encerrado dentro de las plantas usadas en la medicina popular, y que puede hacerlas útiles en la lucha contra enfermedades graves. "Algunas de las medicinas más fuertes en el mercado se derivan de plantas", dice. "La naturaleza puede tener muchas respuestas".

Así que dos plantas de la selva suramericana, cada una con un papel centenario en la medicina popular latinoamericana, pueden ser la clave para el tratamiento de algunos trastornos serios de la salud. Pero la sangre de dragón y la uña de gato representan sólo una parte mínima de las plantas que se podían estudiar para ver si tenían alguna utilidad médica. En el Instituto Nacional del Cáncer de los Estados Unidos, más de doce mil muestras de plantas recogidas en algunas regiones tropicales están almacenadas, simplemente esperando ser estudiadas por cualquier laboratorio deseoso de mostrar interés y comprometerse a hacer algo con ellas. Alguna flora fue recogida por investigadores del Jardín Botánico de Nueva

York en ocho países latinoamericanos y caribeños: Belice, Dominica, Santo Domingo, el Ecuador, Guatemala, Guyana, el Perú y Trinidad y Tobago. El objetivo de tal esfuerzo era poder recoger plantas con un historial de uso como medicina tradicional con la esperanza de que, un día, pudieran ser la fuente de importantes directrices para la investigación.

Gordon M. Cragg, un funcionario del Instituto Nacional del Cáncer que trabaja en el departamento de productos naturales de ese organismo federal, es un fiel creyente en la capacidad de las plantas medicinales tradicionales de continuar su contribución a la salud en muchos países. También cree que las posibilidades son buenas de que las organizaciones farmacéuticas, en un futuro no muy lejano, comenzarán a aprobar las plantas almacenadas en el depósito de plantas del Instituto Nacional del Cáncer, y que obtendrán buenos resultados, no sólo en el campo del cáncer y del SIDA, sino también en el de la tuberculosis, la malaria, y las enfermedades cardíacas.

"Creo que en los próximos tres o cinco años probablemente haremos algunos descubrimientos muy interesantes", dijo el señor Cragg.

CAPÍTULO IV

Cómo entender los remedios

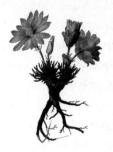

Cuando el famoso médico de la Grecia antigua Pedáneo Dioscórides compiló su trabajo clásico en farmacología que trataba con más de seiscientas plantas y mil medicamentos simples, lo llamó *De materia médica*. En latín eso significa "sobre cosas médicas". Con los siglos, la expresión "materia médica" se ha convertido en sinónimo de repertorios médicos de todo tipo, por lo que casi se puede usar aquí. Pero como este libro es acerca de plantas medicinales de las culturas hispanas, el próximo capítulo le proveerá al lector información detallada de cómo mejor entender muchos de los remedios yerberos más ampliamente usados dentro de varias culturas de la América Latina.

En el universo de la vida vegetal de la América tropical—el cual algunos botánicos creen que consiste de por lo menos más de cien mil especies—existen centenares de plantas utilizadas en esa región con fines medicinales. El propósito de este libro es presentar descripciones, hechos, historia y conocimiento médicos para más de sesenta de las especies más importantes. Poder seleccionar esa lista dentro de un universo tan enorme resultó un verdadero reto. Los aficionados podrán preguntar por qué su planta favorita (digamos, una que es popular en una región específica de Belice, Chile o México) no fue incluida. La pregunta es justa. Pero en un sentido, la respuesta también es bien sencilla: el espacio sólo permite presentar cierto cantidad de plantas.

Sin embargo, tuvo que hacerse una selección. Al decidir qué plantas iban a ser incluidas, se consultaron varias fuentes de información. Algunos periódicos médicos hacían referencia a las hierbas comunes y los remedios de plantas usados por los hispanos y dados a conocer públicamente como resultado de investigaciones realizadas entre las poblaciones de inmigrantes alrededor de los Estados Unidos. Los dueños de las botánicas son también una buena fuente de información sobre qué tipo de plantas son populares, al igual que los vendedores de hierbas y agricultores en la América Central. Los botanistas, en especial aquéllos que viajan a la América Latina para obtener conocimiento de las fuentes originales sobre las medicinas tradicionales y los curanderos que emplean plantas en sus prácticas de curación, también tienen sus remedios favoritos. Algunas plantas, tal como la manzanilla y la sábila, son fáciles de elegir por ser ampliamente utilizadas por la población en general. En otros casos, como con el jaborandi o policarpo, que no es accesible directamente al público, su inclusión se basa en el hecho de que uno de sus componentes, la pilocarpina, ha hecho una significativa contribución al conocimiento médico. En el caso de la corteza de cincona o quina, que es fácil de comprar, está también bendecida con un historial especialmente interesante.

En el próximo capítulo se plantean a fondo sesenta y tres plantas medicinales claves, con nueve introducciones descriptivas para cada una de las especies. Después de los nombres botánicos y comunes, cada introducción contiene información descriptiva e histórica, en su mayoría acerca de los usos médicos tradicionales por lo que se distingue cada planta. También hay información acerca de la disponibilidad en los Estados Unidos, dónde está disponible, y las dosis recomendadas. También se describen las contraindicaciones, las precauciones médicas y la información médica de investigación.

Algunos de los encabezamientos en las secciones acerca de cada planta merecen ser explicados más detalladamente por sus importantes advertencias y la valiosa información de antecedentes que le darán al lector un entendimiento más completo de algunos de los conceptos botánicos y médicos involucrados.

Descripción: Las características físicas de las plantas—algunas muy especiales—se detallan para darle al lector una idea de cómo son las plantas en la naturaleza. Las plantas van de árboles altos como el *Cinnamomum camphora*, la fuente del alcanfor, que alcanza alturas mayores de treinta metros en las selvas del Amazonas, hasta hierbas tal como la albahaca, que apenas llega a treinta centímetros de altura. Algunas producen fragantes flores, mientras que otras se destacan por sus aromas desagradables. Algunas, como la papaya, producen frutas que son productos principales de consumo, mientras que otras frutas tienen semillas tóxicas.

Se consultó un número de trabajos botánicos para organizar las descripciones, pero en particular resultaron muy útiles tres publicaciones, sobre todo en la descripción del hábitat de las plantas. Las publicaciones son las siguientes: *The Atlas of Medicinal Plants of Middle America: Bahamas to Yucatan*, de Julia F. Morton, *CRC Handbook of Medicinal Herbs*, de James Duke y *Rainforest Remedies: One Hundred Healing Herbs of Belize*, de Rosita Arvigo y Michael Balick. Estos libros y muchas otras fuentes se encuentran en la bibliografía. También fue de gran ayuda la página cibernética de la compañía Raintree Nutrition, Inc., bajo el cargo de la autora Leslie Taylor.

Usos tradicionales: Éstos son compilaciones de los usos medicinales hechos de varias plantas en las prácticas de la medicina popular a través de largos períodos de tiempo, algunos de los cuales van desde siglos atrás hasta los tiempos de los antiguos aztecas, mayas e incas como también de los romanos, griegos, chinos e hindúes. La lista de usos tradicionales ha sido compilada de informes publicados y a menudo derivados de curanderos, como también de una enorme cantidad de información histórica y botánica. Un portal cibernético que resultó ser muy útil es el que mantiene el Ministerio de Agricultura de los Estados Unidos. Los archivos etnobotánicos de esta agencia, compilados por Stephen M.Beckstrom-Steinberg, James A. Duke y K.K. Wain, son accesibles por medio del portal cibernético http://www.arsgrin.gov/duke/. Éste tiene información sobre ochenta mil plantas usadas por todo el mundo. Otro portal cibernético que contiene información útil acerca de las plantas selváticas medicinales es el que mantiene la compañía Raintree Nutrition, Inc., y la señorita Taylor. La dirección de este portal cibernético es http://www.rain-tree.com.

Justo antes de la lista descriptiva del próximo capítulo se encuentra una lista de enfermedades y trastornos médicos. Junto con cada condición aparece una lista con amplia variedad de plantas usadas tradicionalmente. Sin embargo, el lector debe tener presente que esta lista de los usos medicinales tradicionales de varias plantas en este libro no es una garantía ni una recomendación para su uso, como tampoco no se trata de diagnosticar ninguna enfermedad. En este libro se repite muy a menudo, y merece decirse otra vez aquí, que la decisión de usar cualquier sustancia botánica debería hacerse solamente después de consultar con un médico.

A veces los usos tradicionales se describen en términos médicos. Para evitar que el lector tenga que acudir a un diccionario médico, le ofrecemos un breve glosario de términos importantes que aparecerán con frecuencia:

1. *Abortifaciente*: Sustancia que tiene la habilidad de inducir un aborto

2. *Analgésico*: Sustancia que tiene la habilidad de reducir el dolor

3. *Antibacterial*: Sustancia que tiene la habilidad de debilitar el crecimiento de las bacterias

4. *Antiinflamatorio*: Sustancia que tiene la habilidad de detener la inflamación

5. *Antinociceptivo*: Sustancia que tiene la habilidad de reducir la sensibilidad al estímulo doloroso o que tiene un efecto analgésico

6. *Astringente*: Sustancia que tiene la habilidad de estirar el tejido o controlar el flujo de sangre

7. *Catarro crónico*: Condición de secreciones excesivas de una membrana mucosa inflamada

8. *Colagogo*: Sustancia que estimula el flujo de la bilis desde el hígado hasta los intestinos

9. *Colerético*: Sustancia que estimula el hígado para aumentar la producción de la bilis

10. *Emoliente*: Sustancia que calma y detiene la irritación de las membranas mucosas

11. *Diurético*: Sustancia que aumenta el flujo urinario

12. *Emenanogo*: Sustancia que causa el comienzo del período menstrual

13. *Expectorante*: Sustancia que afloja la mucosidad en la garganta o los pulmones

14. *Hipoglucemia*: Relacionado con la disminución de los niveles del azúcar en la sangre

15. *Laxante*: Sustancia que causa el movimiento de los intestinos

16. *Purgante*: Sustancia que tiene la capacidad de limpiar los intestinos

17. *Reumatismo*: Inflamación dolorosa de los músculos o coyunturas

18. *Rubefaciente*: Sustancia usada para causar irritación en la piel

19. *Estomacal*: Sustancia que promueve la actividad del estómago, mejorando así el apetito y la digestión

Disponibilidad y dosis: En los Estados Unidos, algunas de las plantas que aparecen en este libro se pueden comprar en los supermercados o en las botánicas como legumbres frescas o frutas. Otras se pueden comprar en polvo o en cápsulas en los negocios de alimentos para la salud. Con el desarrollo de la red cibernética y el crecimiento constante del mercado de sustancias herbarias, muchas de las sustancias botánicas que se mencionan en este libro, sobre todo algunos de los productos oriundos de la región amazónica, pueden comprarse por la red cibernética. Desde el año 1999, algunos de los proveedores de materiales botánicos para la medicina tradicional por la red cibernética incluyen los siguientes:

Raintree.com:	http://www.rain-tree.com
Mothernature.com:	http://www.mothernature.com
More.com:	http://more.com
Allherb.com:	http://allherb.com

La información sobre las dosis para las sustancias de las plantas medicinales varía ampliamente, dependiendo del herbolario consultado o de la compañía que distribuye el producto en el mercado. Por ejemplo, un abastecedor recomienda que la hierba zarzaparrilla puede tomarse en una dosis diaria de 2,49 gramos en cápsula; otro recomienda 2,55 gramos y un otro recomienda hasta nueve gramos diarios.

Los extractos líquidos de algunas hierbas se expresan en dosis de determinado número de gotas. De modo que, el establecer una dosis es un proceso inexacto y un curso prudentemente navegable con la ayuda de un médico u otro profesional médico calificado. Además, hay que prestarle atención a la etiqueta del fabricante.

Cuando parece no existir una dosis establecida, este libro destacará que las dosis pueden variar. Debería además tenerse en cuenta que las condiciones de crecimiento y el clima podrían afectar la composición química y las cualidades medicinales de la planta. El resultado es que diferentes tandas de la misma hierba podrían ser de diferente calidad. El control de calidad llevado a cabo por el fabricante podría también afectar el producto herbario final, y es sabido que ciertos distribuidores sin escrúpulos venden un producto como si fuera una hierba en particular, cuando en realidad no lo es. Otros podrían vender un producto adulterado. Esto significa que un consumidor tiene que dedicar tiempo para aprender acerca de la confiabilidad de un fabricante o distribuidor.

Las plantas medicinales tradicionales y los remedios herbarios pueden consumirse de diferentes maneras y el método de preparación será dictado por la sustancia de la planta utilizada. Las infusiones herbarias pueden prepararse a partir de las hojas o de partes de la corteza, el tallo o la raíz. El proceso es relativamente simple y se centra en remojar los materiales en agua hirviendo o muy caliente. Algunos productos herbarios se venden en convenientes bolsitas. Las listas de este libro detallan algunas variaciones en las dosis para las infusiones que se encuentran en una revisión de literatura herbaria.

Además, las sustancias herbarias—ya sean en polvo o extractos—se venden en cápsulas por varias compañías. Pueden comprarse por correspondencia o en los negocios de productos para la salud. Algunas de las más conocidas, tal como la uña de gato o el pau d'arco, se pueden comprar en los supermercados. Otras formas líquidas en las cuales se consumen las sustancias herbarias se llaman infusiones, tintes o cocimientos. Las infusiones, hechas también de hierbas secas, no son como el té, escribe el autor Michael Castleman en su libro *The Healing Herbs: The Ultimate Guide.* "Algunos herbolarios intercambian los vocablos, pero los dos son muy diferentes", dice Castleman. "Las infusiones se preparan como el té, pero se remojan por más tiempo por lo que se hacen mucho más fuertes". Las tinturas se hacen remojando una porción de la planta (la parte que se usa depende en particular de la fórmula tradicional) en alcohol hasta por dos semanas. A menudo las partes de la planta se pican finamente y el envase donde se guardan debe ser agitadas con regularidad. La tintura que resulta se usa entonces como una solución, o a veces se le aplica externamente, dependiendo de la planta medicinal. Los cocimientos son similares a las infusiones y se hacen empapando en agua hirviendo la raíz, las ramas o la corteza pulverizada o finamente picada, dejando que hierva hasta por veinte minutos. Luego se cuela la mezcla y se bebe el líquido que queda.

Los aceites esenciales de algunas plantas herbarias también están disponibles y se extraen por procesos de destilación comercial que están fuera del alcance de las posibilidades económicas de la mayoría de los consumidores. Sin embargo, varios aceites esenciales están disponibles comercialmente por la red cibernética o por direcciones de correo electrónico que envían a domicilio los pedidos por el correo corriente.

El guía de la Comisión E Alemana *The Complete German Commission E Monograms: Therapeutic Guide to Herbal Medicines*, que se publica en los Estados Unidos en colaboración con el Consejo Botánico Estadounidense, pone en lista las dosis recomendadas para muchos remedios herbarios tradicionales, y a menudo se hace referencia a ellos en este libro. La comisión está bajo el amparo de la ley para revisar medicamentos herbarios y plantas medicinales. El uso de las plantas como medicina ha sido una práctica aceptada en Europa por muchos años (por ejemplo, comprenden más o menos el treinta por ciento de todos los medicamentos vendidos en Alemania), y la colección de 380 monografías de remedios herbarios de la Comisión E Alemana ha sido de profundo interés. La gran mayoría de las hierbas que aparecen en la lista están aprobadas, pero algunas de ellas están rotuladas como no aprobadas, como por ejemplo, la zarzaparrilla. (Un crítico dice que el trabajo de la Comisión E Alemana "no es un recurso final", ya que le faltan referencias, además que existe el descuido de no informar de las posibles reacciones peligrosas causadas por ciertas plantas).

Contraindicaciones: No todos los medicamentos son apropiados para todas las personas. Esto también se aplica a las plantas medicinales. Cada vez que son descubiertas por investigadores, se anotan las posibles interacciones negativas entre ciertas condiciones físicas o sensibilidades de una persona y un remedio botánico.

Precauciones especiales: Aunque muchas veces las plantas medicinales pueden usarse para tratar enfermedades sin problemas, existen situaciones en que les han hecho daño a aquéllos que las consumen, a veces con efectos mortales. Es sabido que el abuso del consumo de las sustancias de las plantas puede causar problemas. Este encabezamiento para cada planta trata de ciertas inquietudes surgidas a raíz de la investigación sobre la toxicidad, seguridad y posibles reacciones adversas, y en particular las interacciones con otros medicamentos.

Como se dijera anteriormente, las plantas contienen numerosos químicos. Cada sustancia, ya sea sola o en conjunción con otras, puede causar reacciones alérgicas o más síntomas severos de toxicidad, tal como la náusea, la diarrea, los dolores de cabeza, las erupciones cutáneas y la picazón. Algunos dramáticos ejemplos incluyen los casos de dos pacientes, uno en California y el otro en Texas, quienes desarrollaron casos de hepatitis tóxica aguda por ingerir suplementos herbarios de las hojas del árbol de creosota, conocido como chaparral, según la Oficina Nacional para el Control de las Enfermedades de los Estados Unidos. (El chaparral es una planta que se menciona mucho, ya que las colonias mexicanas la usan como medicina). En el estado de Nueva Jersey en el año 1985, los bomberos que respondieron a una llamada de socorro de dos personas atacadas con picazón severa, tuvieron que ser a su vez tratados por los mismos síntomas después de haberse puesto en contacto con las "habichuelas vudú" de la planta *Mucuna pruriens*, que crece en el Caribe.

Las sustancias que no se manejan correctamente y se usan sin control han sido los factores en cada uno de estos episodios; pero los dos casos aún sirven para destacar con cuán nivel de cuidado se deben tratar las plantas medicinales. Los botanistas y los médicos también saben que el ingerir ciertas plantas o las sustancias de las plantas, tal como el aceite de eucalipto, la consuelda, el mate, la ruda y el aceite esencial del ajenjo, pueden matar. Se ha incluido en este libro toda información donde la investigación ha encontrado razones para evitar una planta medicinal o emplear cautela en cuanto a su uso.

También se hace mención especial del hecho de que tanto la experiencia de los nativos de la América Latina como los numerosos estudios han demostrado que algunas plantas pueden ser abortifacientes o causar la menstruación. Como resultado, las plantas medicinales con esas características se presentan en una lista para que las mujeres embarazadas sepan cuáles son las plantas que deben evitar. Algunos herbolarios también han dicho que las mujeres embarazadas o que estén amamantando a sus hijos, al igual que los niños menores de dos años, no deben tomar hierbas o plantas curativas.

Investigación médica: Si bien quizás no existan muchos ensayos clínicos con seres humanos y las plantas medicinales, los científicos siguen activos tratando de probar la eficacia de las plantas como medicina. Las secciones en este libro sobre la investigación médica están dirigidas a reunir algunos de los descubrimientos de varios estudios concentrados en la utilidad de las plantas como medicina, y también de su toxicidad. En los casos donde la investigación se ha concentrado solamente en las propiedades químicas de las plantas o no está disponible más información en las bibliotecas de investigación o por la red cibernética, la entrada contendrá la anotación "No hay ninguna anotación al respecto."

Hay que recalcar un último punto final de suma importancia. Los lectores que usen este libro para estudiar más ampliamente las plantas medicinales hispanas deberían saber que la investigación médica es un campo dinámico, con cambios constantes y nuevos descubrimientos. La investigación para este libro se completó a finales del año 1999, y por ende, siempre es posible que en los años venideros surjan nuevos hallazgos que podrían traer una perspectiva diferente sobre la eficacia y seguridad de las medicinas hispanas tradicionales que se enumeran aquí. Por esa razón, es apropiado para cualquiera que esté pensando en serio usar las sustancias de estas plantas, consultar con un médico u otro experto médico calificado para obtener más información de última hora.

CAPÍTULO V

Los remedios hispanos y sus usos medicinales tradicionales

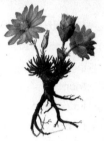

La siguiente lista aparece en orden alfabética para especificar los trastornos y enfermedades que suelen ser tratados con hierbas, y los remedios herbarios que les pertenecen. Cabe señalar que los remedios que se presentan aquí están bajo un solo nombre; el nombre más usado entre la mayoría de las culturas hispanas.

Si desconoce el nombre de una de estas hierbas, o no puede conseguirla bajo el nombre que aparece en la siguiente lista, debe consultar el índice del libro para ver en qué página aparece la explicación botánica que le corresponde. Es ahí donde encontrará los otros nombres por los cuales también se les conoce. Dichas definiciones e indicaciones botánicas se encuentran después de la siguiente lista.

Condiciones, trastornos y enfermedades más comunes y sus remedios herbáreos tradicionales

ANTIINFLAMATORIOS

Gumbo-limbo

Iporuru

Manaca

Pau d'arco

Picão preto

ARTRITIS

Chuchuhuasha

Pau d'arco

Sangre de dragón

Uña de gato

ASMA

Alcanfor

Amor seco

Casca-de-anta

Embauba

Hierba tostada

Loción de hamamelina

Manzanilla

Sábila

Vinca

ASTRINGENTE
Corteza de quina
Embauba
Iporuru
Loción de hamamelina
Ratania
Salvia

BRONQUITIS
Contribo
Eucalipto

CATARRO
Anís
Bálsamo de Tolú
Contribo
Eucalipto

CÓLICO (VÉASE "TRASTORNOS GASTROINTESTINALES")

CUIDADO DE LA PIEL
Arrurruz
Espinheira santa
Guajava
Gumbo-limbo
Pau d'arco
Sábila

DIARREA

Ajenjo

Amargo

Amor seco

Artemisia

Cajueiro

Chuchuhuasha

Graviola

Guayaba

Iporuru

Jacote

Mozote

Pedra hume caa

Sangre de dragón

DIURÉTICO

Achiote

Boldo

Canafístula

Chá de bugre

Hierba del cáncer

Hierba tostada

Picão preto

Zarzaparrilla

DOLORES ESTOMACALES LEVES

Achiote

Albahaca

Amargo
Boldo
Carqueja
Casca-de-anta
Corteza de quina
Espinheira santa
Guayaba
Macela
Romero

DOLORES MUSCULARES
Alcanfor
Caña agria

ESTREÑIMIENTO
Copaiba
Guajava

EXPECTORANTE
Culantrillo
Hierba tostada
Tomillo

GLAUCOMA
Jaborandi

HERPES
Sangre de dragón

IMPOTENCIA
Muira puama

INDIGESTIÓN (VÉASE "TRASTORNOS GASTROINTESTINALES")

INSOMNIO
Manzanilla

Pasionaria

LASTIMADURAS LEVES
Loción de hamamelina

Menta

Sábila

Sangre de dragón

Tomillo

RESFRIADOS
Alcanfor

Contribo

Eucalipto

Gumbo-limbo

Kalallo bush

Mozote

Orégano

REUMATISMO
Boldo

Caña agria

Chuchuhuasha

Jatoba

Manaca

Pau d'arco

Uña de gato

Zarzaparrilla

SALUD BUCAL

Ratania

Ruda

Salvia

SALUD PROSTÁTICA

Ortiga

TRASTORNOS GASTROINTESTINALES

Albahaca

Anís

Artemisia

Boldo

Casca-de-anta

Contribo

Eucalipto

Graviola

Guayaba

Jacote

Jatoba

Jengibre

Macela

Menta

Papaya

Picão preto

Romero

TRASTORNOS HEPÁTICOS

Alcachofa

Ajenjo

TRASTORNOS MENSTRUALES
(INCLUYE PERÍODOS TARDÍOS O FLUJO IRREGULAR)

Albahaca

Artemisia

Culantrillo

Chuchuhuasha

Macela

Ruda

Salvia

Hierbas Medicinales de la Tradición Herbárea Hispana

Achiote
Nombre botánico: *Bixa orellana*

OTROS NOMBRES COMUNES: achiotl; annatto; onoto

ÁREAS DE CRECIMIENTO: En Centro y Sur América, como también en México y el Caribe.

DESCRIPCIÓN FÍSICA: Es un arbusto o árbol pequeño que puede crecer hasta diez metros de alto. Es conocido por producir frutos cubiertos con cerdas suaves y rojas que se abren cuando están maduros para soltar las semillas. Las semillas están cubiertas con un aceite granate rojo anaranjado. Cuando se aplastan, éstas forman una pasta rojiza usada como un colorante de alimentos y para teñir telas. También da pigmentos para pinturas. En Belice el achiote se usa para teñir el arroz de color rojo. En las tribus del Amazonas se usa como pintura corporal y como protección contra los insectos.

USOS TRADICIONALES: Las tribus amazónicas han usado el achiote como un afrodisíaco y como astringente. En el Brasil y en México se ha usado como diurético, astringente y purgante. También ha sido usado por algunos indígenas de la América del Sur para la diarrea y la disentería. En el Caribe se ha usado para la diabetes, y se ha tomado como un té para eliminar las lombrices intestinales. Las infusiones hechas de achiote también se han usado para bañarse. Los etnobotanistas también dicen que la ingestión de las semillas de achiote ha servido como antídoto para ciertas plantas venenosas en Venezuela, el Amazonas y el Yucatán. La pulpa que rodea a las semillas se usa tanto como tintura y como sustancia para dar sabor.

DISPONIBILIDAD Y DOSIS: La hoja del achiote en polvo está disponible en tabletas o en cápsulas. Las semillas también se venden por peso. Algunos herbolarios recomiendan tomar media taza de un cocimiento hasta tres veces por día.

CONTRAINDICACIONES: No se ha encontrado ninguna.

PRECAUCIONES ESPECIALES: Consulte con su médico antes de comenzar cualquier uso de una sustancia etnobotánica con fines medicinales.

INVESTIGACIÓN MÉDICA: Aparentemente no existe ninguna prueba clínica u otra investigación hecha con seres humanos relacionados con el achiote. Se han encontrado bajos niveles de azúcar en los perros a quienes se les dieron extractos de las semillas de la planta, lo que bien podría explicar por qué algunas culturas caribeñas han usado el achiote para tratar condiciones diabéticas. El doctor Michael Balick, un botanista del Jardín Botánico de Nueva York, ha dicho que pruebas en vidrio han mostrado cómo los extractos secos del alcohol etileno de la fruta seca del achiote, al igual que el de la hoja, tiene un efecto en contra de dos formas de bacterias nocivas para los seres humanos: la *Escherichia coli* y la *Staphylococcus aureus*. Ambos tipos de bacteria pueden provocar dolores gastrointestinales en los seres humanos. Balick también dice que un extracto de la raíz del achiote ha mostrado tener el efecto de un suave relajador muscular en los conejillos de Indias.

Ajenjo
Nombre botánico: *Artemisia absinthium*

OTROS NOMBRES COMUNES: absinthe; absinti; amargura; artemisa; artemisia; estafiate; estañate; wormwood

ÁREAS DE CRECIMIENTO: Natural de Europa. También crece en la región oriental de los Estados Unidos.

DESCRIPCIÓN FÍSICA: Es perenne, con tallos verde grisáceos. Puede crecer hasta una altura de más de un metro, y sus hojas, que crecen por segmentos, tienen vellos plateados a ambos lados. Éstos se parecen a plumas.

USOS TRADICIONALES: A fines del siglo XVIII el ajenjo se usaba para darle a un licor popular llamado *absenta* su sabor amargo. Pero dentro de esa mezcla alcohólica se ocultaba un gran peligro. Se cree que la tuyana, un aceite volátil de la planta, tiene un efecto narcótico el cual se dice es responsable por alucinaciones, sicosis y hasta posibles daños cerebrales; o sea, crea un síndrome catalogado como "absintismo". Se sabe que el gran pintor Vincent van Gogh consumía el absenta con regularidad y los expertos creen que el excesivo uso del color amarillo en sus pinturas pudo haber sido el resultado del daño cerebral causado por la tuyana. Después de mucha controversia, la bebida fue prohibida en Francia a comienzos del siglo XX. Los herbolarios dicen que el ajenjo ayuda expulsar los parásitos intestinales y estimular el tracto gastrointestinal y el útero.

También se sabe que trabaja como un antiinflamatorio. Es un remedio que los hispanos usan para tratar la diarrea, la artritis, la gota y los períodos menstruales tardíos. En una encuesta entre mexicanos y méxico-americanos se mostró que el ajenjo es uno de los diez primeros remedios herbales usados en sus hogares. En la América Central se usa para tratar el reumatismo y la neuralgia, y para sanar y tonificar el hígado.

DISPONIBILIDAD Y DOSIS: El ajenjo está disponible como una hierba seca. Se usa en infusiones y cocimientos. También se venden tinturas y extractos de él. Los expertos dicen que la preparación de infusiones, por lo general, requieren cerca de media cucharadita; para un cocimiento, hasta dos cucharaditas en agua hirviendo. Otras dosis pueden variar.

CONTRAINDICACIONES: No debería ser usado por mujeres embarazadas o lactantes.

PRECAUCIONES ESPECIALES: Consulte con su médico antes de comenzar cualquier uso de una sustancia etnobotánica con fines medicinales. Debido al contenido de tuyana, algunos expertos advierten que el consumo del ajenjo puede provocar severos trastornos gastrointestinales, tales como los vómitos y los retortijones, además de problemas con en el sistema nervioso. Ellos recomiendan evitar su uso continuo. Otros expertos creen que la droga no debería ser usada en el hogar debido a su problemático historial.

INVESTIGACIÓN MÉDICA: No hay ninguna anotación al respecto.

Albahaca

Nombre botánico: *Ocimum basilicum*

OTROS NOMBRES COMUNES: albahaca dulce; alboharcar; basil; sweet basil

ÁREAS DE CRECIMIENTO: Natural del subcontinente índico. También crece en otras regiones tropicales.

DESCRIPCIÓN FÍSICA: Es una hierba poco común que crece hasta una altura de cuarenta centímetros y tiene un tallo cuadrado que produce muchas ramas aromáticas de unos dos centímetros de largo.

USOS TRADICIONALES: ¿Qué cocinero no conoce la albahaca? Esta hierba aromática se usa en muchas culturas en la preparación de comida. También tiene un historial de uso medicinal que data del tiempo de los antiguos romanos y griegos. En el folclor, la albahaca ha sido asociada con el amor entre los italianos; se dice que cuando una mujer coloca una olla con albahaca en el balcón, quiere decir que está lista para recibir a su enamorado. En la India se considera sagrada y se usa en los ritos fúnebres. Según el botanista Michael Balick, en la medicina tradicional de Belice se ha usado la albahaca para inducir la menstruación atrasada y para aliviar los períodos dolorosos. En otras partes se ha usado como un antiinflamatorio, para los dolores de estómago, para tratar los parásitos intestinales y para bajar el nivel del azúcar en la sangre. Balick dice que en Belice se ha usado también para tratar los dolores de oído. Entre los mexicanos a ambos lados de la frontera, la albahaca es una de las hierbas más comunes para tratar el *susto* o el bloqueo gastrointestinal. Según los investigadores, en el curanderismo ritual de barrida dedicado a espantar a los espíritus malignos, la albahaca se usa como un agente limpiador.

DISPONIBILIDAD Y DOSIS: La albahaca fresca está disponible en los mercados, los puestos de legumbres y las botánicas. La albahaca seca está disponible en la sección de especias de los supermercados. Los herbolarios recomiendan usar hasta tres cucharaditas de hojas secas de albahaca o 2,5 gramos en una taza de agua hirviendo para hacer una infusión para tomar. También está disponible en extracto líquido.

CONTRAINDICACIONES: Ya que en algunas culturas se usa para estimular la menstruación, la albahaca no debería usarse en cantidades medicinales por las mujeres embarazadas. También debería usarse con cautela por los diabéticos, porque se cree que baja el azúcar en la sangre, y si no se controla bien el nivel del azúcar, puede que se conduzca a la hipoglucemia. Los investigadores dicen también que no se les debe dar a los niños pequeños o a las madres lactantes.

PRECAUCIONES ESPECIALES: Consulte con su médico antes de comenzar cualquier uso de una sustancia etnobotánica con fines medicinales. Existen cualidades contradictorias atribuidas a la albahaca que deben tomarse en consideración cuando se contempla su uso medicinal. Mientras que la albahaca ha sido usada como una planta medicinal para combatir infecciones y para cuidar las molestias gastrointestinales. También contiene estragol, un compuesto que se considera carcinogénico en los animales.

INVESTIGACIÓN MÉDICA: Según Balick, en pruebas de laboratorio, se ha descubierto que el aceite esencial de la albahaca tiene un factor antibacterial, antigiste (levadura) e insecticida. De acuerdo con Fetrow y Ávila, en un estudio realizado con seres humanos, se demostró que la albahaca reduce cuantiosamente los niveles de glucosa en la sangre.

Alcachofa

Nombre botánico: *Cynara scolymus*

OTROS NOMBRES COMUNES: alcachofera; alcachofra; artichaut; artichoke; cardo

ÁREAS DE CRECIMIENTO: En regiones templadas, como partes de México, Guatemala, Venezuela y el Brasil.

DESCRIPCIÓN FÍSICA: Es una hierba perenne que puede crecer hasta una altura de dos metros. Tiene hojas angostas de forma oblonga y un rizoma grueso (tallo horizontal debajo de la tierra). Su flor se usa ampliamente como una legumbre, y los pétalos y la parte inferior se comen.

USOS TRADICIONALDES: La alcachofa se usa a lo largo de Centro y Sur América como una planta medicinal para tratar los trastornos hepáticos y los problemas anexos. En Guatemala, las hojas secas se venden en los mercados para tratar los trastornos hepáticos. En el Brasil se usa en un cocimiento para la indigestión y también los trastornos hepáticos. Se dice que los mexicanos la usan para la hipertensión, la cistitis y la calcificación del hígado. Se relaciona la amargura de la alcachofa a los fotoquímicos encontrados en las partes verdes de la planta. Las hojas secas de la alcachofa se usan como bíter para los licores.

DISPONIBILIDAD Y DOSIS: La hoja de alcachofa en polvo se puede comprar en cápsulas. La Comisión E Alemana recomienda una dosis de seis gramos por día.

CONTRAINDICACIONES: Según la Comisión E Alemana, las personas alérgicas a la alcachofa deben evitarla, al igual que aquéllos que tienen una obstrucción del conducto biliar. Las personas con cálculos biliarios deben consultar a su médico antes de usarla.

PRECAUCIONES ESPECIALES: Consulte con su médico antes de comenzar cualquier uso de una sustancia etnobotánica para propósitos medicinales.

INVESTIGACIÓN MÉDICA: La investigación atribuye las propiedades medicinales de la alcachofa a los ácidos cafeoilequímicos y sus derivados, tales como el cinarín y la luteolina. Los estudios clínicos han indicado que los extractos de la alcachofa podrían inhibir la síntesis del colesterol del cuerpo, y por lo tanto, ayudar a los que padecen de altos niveles de colesterol. Estos estudios han usado los hepatocitos (las células del hígado) de las ratas de laboratorio. Pero un estudio en que se les dieron una dosis de cinarín de hasta 750 miligramos al día a pacientes con el colesterol alto, no mostró cambios significativos en los niveles del suero del colesterol y los triglicéridos. Otras pruebas realizadas con las células sanguíneas de las ratas demostraron que los extractos de la alcachofa tenían un fuerte potencial antioxidante y la habilidad de proteger las células contra el daño. La Comisión E Alemana recomienda el uso del extracto de alcachofa como un colerético y para tratar la dispepsia.

Alcanfor

Nombre botánico: *Cinnamomum camphora*

OTROS NOMBRES COMUNES: camphor; canfor

ÁREAS DE CRECIMIENTO: Una vez natural de la China, ahora se cultiva en numerosas regiones tropicales y semi-tropicales.

DESCRIPCIÓN FÍSICA: El árbol es un siempre verde que crece hasta treinta metros de altura. Sus hojas empiezan siendo rojizas pero cambian a un tono de color verde oscuro a medida que el árbol madura. Produce bayas rojas ovaladas y flores amarillas fragantes. El alcanfor se obtiene del árbol por destilación al vapor.

USOS TRADICIONALES: En las casas puertorriqueñas, los ungüentos para frotar hechos con alcanfor se usan en la espalda y el pecho para tratar problemas respiratorios como los resfriados. En la América Latina, una solución de alcanfor en vino se usa como linimento es un remedio casero para tratar los tumores. En México, una mezcla de alcanfor y aceite de oliva es popular para tratar magulladuras y neuralgias. El alcanfor se usa también para tratar dolores musculares, reumatismo, bronquitis, asma y congestión pulmonar. Se ha usado como un rubefaciente. También se toman dosis pequeñas internamente para tratar la diarrea y los catarros.

DISPONIBILIDAD Y DOSIS: El alcanfor se vende en las botánicas en cubitos pequeños, semisólidos y transparentes. También se encuentra en algunos productos muy conocidos como el Vicks VapoRub. La Comisión E Alemana recomienda el uso externo de preparaciones semisólidas que contienen de diez a veinte por ciento de alcanfor.

CONTRAINDICACIONES: El alcanfor puede producir una sensación de quemadura sobre la piel lastimada. Se recomienda también no usarse en las caras de los niños pequeños y de los bebés.

PRECAUCIONES ESPECIALES: Consulte con su médico antes de comenzar cualquier uso de una sustancia etnobotánica con fines medicinales. Los diarios médicos han dicho sobre casos de ataques provocados por el alcanfor. Se puede desarrollar el eczema de contacto cuando se toca. Mientras que la Comisión E Alemana dice que el alcanfor puede tomarse internamente, un informe de la Academia Estadounidense del Comité de Pediatras de 1994 documentó que la ingestión de alcanfor puede provocar trastornos mortales en los seres humanos. Los efectos tóxicos incluyen las convulsiones, los mareos, el estado de coma, y hasta la muerte.

INVESTIGACIÓN MÉDICA: El alcanfor es uno de los aceites esenciales de plantas conocidas como poderosos espasmódicos, según una investigación médica que siguió los incidentes relacionados con tres adultos y un niño que sufrían de convulsiones. Investigadores en Nueva Zelanda también hablaron del caso de una niña de veintiún meses que sufrió una convulsión después de ingerir alcanfor, y a la que tuvieron que poner en un ventilador para auxiliarle la respiración. La pequeña se salvó.

Amargo
Nombre botánico: *Quassia amara*

OTROS NOMBRES COMUNES: bitterwood; corteza de Jamaica; hombre grande; Jamaica bark; quassia; tiquistiquis

ÁREAS DE CRECIMEINTO: Desde la región austral de México hasta el Brasil.

DESCRIPCIÓN FÍSICA: Es un arbusto o árbol pequeño que puede crecer hasta una altura de seis metros.

USOS TRADICIONALES: La corteza ha sido usada ampliamente como un febrífugo (reductor de la fiebre) e insecticida. La planta es tan amarga—cincuenta veces más que la quinina—que sus extractos se usan comercialmente en la producción de bíters y otros condimentos. Según se dice, los centroamericanos usan la madera para construir cajas para guardar ropa, por ser impenetrable para las polillas. Entre los usos más desacostumbrados atribuidos al amargo es el tratar el alcoholismo, mezclando un extracto con ácido sulfúrico y otras sustancias para producir un tónico que se dice destruye el apetito por el alcohol. Pero en su mayoría, se ha usado como un tratamiento para la diarrea, específicamente en Costa Rica, donde se dice que los costarricenses llevan consigo raspaduras de la corteza de amargo para usarlas cuando sea necesario. Los brasileños también usan un cocimiento de la madera para el tratamiento de la diarrea, la disentería y el gas intestinal.

Los mexicanos usan la corteza para tratar los parásitos intestinales, y para hacer un cocimiento hecho de las raíces para tratar el malestar de estómago.

DISPONIBILIDAD Y USOS: Se puede comprar en polvo y en cápsulas. Las dosis varían.

CONTRAINDICACIONES: Debe ser evitado por las mujeres durante la menstruación porque puede provocar el cólico uterino, según la botanista Julia F. Morton al incluir la planta en su libro *The Atlas of Medicinal Plants of Middle America.* Algunos expertos dicen que se contraindica durante el embarazo.

PRECAUCIONES ESPECIALES: Consulte con su médico antes de comenzar cualquier uso de una sustancia etnobotánica con fines medicinales. El botanista James Duke ha catalogado al amargo como un narcótico.

INVESTIGACIÓN MÉDICA: Las pruebas de laboratorio con ratas masculinas han indicado que los extractos de la planta tienen un efecto antifertilizante. Las pruebas demostraron que un extracto de la madera del tallo del amargo pareciera reducir los testículos y los órganos relacionados de los animales, además de reducir de manera notable el conteo de la esperma y los niveles de testosterona en la sangre. Los investigadores descubrieron que la cuasina (elemento amargo de la casia) parecía ser responsable por estos efectos.

Amor seco

Nombre botánico: *Desmodium canum*

OTROS NOMBRES COMUNES: amor de campo; corteza fuerte; iron vine; pega-pega; strong bark; vid de hierro

ÁREAS DE CRECIMIENTO: Se encuentra en muchos países tropicales y regiones que van desde la parte austral de la Florida hasta el Caribe, México y el Paraguay, y también en el África.

DESCRIPCIÓN FÍSICA: Es un arbusto pequeño de tipo planta que crece cerca de treinta metros de altura, con flores violáceas y frutas verdes pequeñas. La vaina de las semillas son un poco más grandes que dos centímetros y ligeramente curvadas, con vellos que se adhieren a la ropa. En algunos países se encuentra en las regiones costeras pantanosas.

USOS TRADICIONALES: Habitualmente ha sido una planta medicinal popular en Centro y Sudamérica. Las tribus indígenas del Brasil lo han usado para tratar la malaria, mientras que los nicaragüenses lo han usado para tratar la diarrea, las enfermedades venéreas y para ayudar a la digestión. En otras partes de la América del Sur lo han usado para tratar el nerviosismo, las infecciones vaginales y el asma, según la autora Leslie Taylor.

DISPONIBILIDAD Y USOS: Disponible como un polvo herbario para hacer cocimientos, y también en tabletas. Las dosis varían.

CONTRAINDICACIONES: No hay ningún informe.

PRECAUCIONES ESPECIALES: Consulte con su médico antes de comenzar cualquier uso de una sustancia etnobotánica con fines medicinales.

INVESTIGACIÓN MÉDICA: Aunque no se han realizado importantes pruebas clínicas con el amor seco, se ha llevado a cabo varios estudios relacionados con su uso como un antiasmático. Según un estudio, pequeñas dosis de amor seco parecieron ayudar a los pacientes asmáticos. Los estudios con animales mostraron que los extractos de la planta administrados por la boca reducían las contracciones anafilácticas en el área bronquial de los sujetos puestos a prueba.

Anís

Nombre botánico: *Pimpinella anisum*

OTROS NOMBRES COMUNES: anise; anisete

ÁREAS DE CRECIMIENTO: Aunque afincado en la cuenca del mar Mediterráneo, está ampliamente disponible en la América del Sur. Los colonizadores españoles lo trajeron al Nuevo Mundo en el siglo XVI.

DESCRIPCIÓN FÍSICA: Planta caduca que crece hasta una altura de cincuenta centímetros, el anís tiene una raíz larga y pequeñas flores blancas y amarillas, como también una fruta que cuando se seca se le da el nombre de grano de anís. El grano de anís es procesado para producir aceite de anís, un aceite volátil, cuyo ingrediente principal que es el anethole. Otra variedad de planta es conocida como el anís estrella o anís estrellado (*Illicium vernum*), el cual tiene mucho uso en la medicina hispana popular.

USOS TRADICIONALES: El anís está profundamente arraigado en la historia y, como una hierba del viejo mundo, era conocido por los antiguos egipcios y a través de toda la cuenca mediterránea. Se le mencionó hasta en los trabajos de Hammurabi. Los botánicos históricos decían que Hipócrates recomendaba su uso para aclarar el sistema respiratorio. Pedáneo Dioscórides también lo menciona como una planta medicinal en su *De materia médica*. Por su fragancia también se hizo valioso como perfume. Mientras que se usa como un aditivo de alimentos—tiene el sabor del orozuz—el anís se ha usado como un tratamiento para la molestia estomacal y el gas intestinal, y también como refrescante del aliento. Durante el medioevo, el anís se usaba como una solución para hacer gárgaras con miel y vinagre para tratar la tonsilitis (amigdalitis). Dentro de las culturas hispanas, y sobre todo en México, el anís es una de las sustancias botánicas más usadas para tratar el cólico en los niños. La Comisión E Alemana recomienda su uso para las molestias dispépticas y también para los catarros. La Comisión E Alemana también dice que tiene leves propiedades antiespasmódicas y antibacteriales.

DISPONIBILIDAD Y DOSIS: Se encuentra en una variedad de formas, incluyendo tabletas, pastillas para la tos y tomada como infusión. El aceite de anís está también disponible comercialmente. La Comisión E Alemana aconseja una dosis diaria de tres gramos de la medicina para uso interno, al igual que una preparación de uso externo de cinco a diez por ciento de aceite esencial de anís.

CONTRAINDICACIONES: La Comisión E Alemana dice que hay contraindicaciones como alergias al anís y el anethole, que se encuentra en el aceite esencial.

PRECAUCIONES ESPECIALES: Consulte con su médico antes de comenzar cualquier uso de una sustancia etnobotánica con fines medicinales. Se sabe que la ingestión del aceite de anís puede provocar vómitos, náuseas y edemas pulmonares. Los expertos también sugieren cautela acerca de una posible reacción alérgica y dermatitis de contacto. Los médicos y farmacéuticos también han aconsejado a las mujeres embarazadas a mantenerse alejadas del anís.

INVESTIGACIÓN MÉDICA: Mientras que la Comisión E Alemana por lo general considera al anís una sustancia segura, algunos expertos en los Estados Unidos no creen que haya habido investigación científica adecuada para justificar algunos de los reclamos benéficos que se le han atribuido con los años. Un estudio con animales, en el que se usaron ratas, muestra que el aceite de anís tuvo un efecto en los músculos suaves de la tráquea de los conejillos de Indias. Sin embargo, la literatura médica estadounidense no ha respaldado los usos terapéuticos del anís.

Arrurruz

Nombre botánico: *Maranta arundinacea*

OTROS NOMBRES COMUNES: ararot; arruruz de las islas Bermudas; Bermuda arrowroot; sagu

ÁREAS DE CRECIMIENTO: En Trinidad y Tobago y Santo Domingo.

DESCRIPCIÓN FÍSICA: Se define como una hierba con forma de zanahoria, rizoma (o tallo subterráneo) que crece hasta de seis centímetros de largo. Los rizomas están cubiertos con una piel blanca y resinosa cubierta a su vez con escamas secas.

USOS TRADICIONALES: Al igual que otras plantas medicinales que se usan en las culturas hispanas, el arrurruz es también un importante producto comestible. El almidón de la planta se usa ampliamente como un producto o sustancia alimenticia, y los rizomas pueden comerse ya sean hervidos o asados. El arrurruz se usa también en la fabricación de polvos para el cutis y para hacer pegamentos. En términos de usos medicinales, se cree que el arrurruz recibió su nombre en inglés (*arrowroot*) de los indígenas en la América Latina que lo aplicaban sobre las heridas recibidas de flechas (*arrow*) envenenadas. En el Yucatán se ha usado una cataplasma hecha de rizomas de arrurruz machacados para sanar las úlceras y heridas. En esa región mexicana también se comen los rizomas para aliviar las enfermedades del conducto urogenital. En Trinidad y Tobago se usa el arrurruz para tratar las quemaduras de sol y como emoliente.

DISPONIBILIDAD Y DOSIS: El arrurruz está disponible en polvo y en cápsulas. Las dosis varían.

CONTRAINDICACIONES: Ninguna ha sido anotada.

PRECAUCIONES ESPECIALES: Consulte con su médico antes de comenzar cualquier uso de una sustancia etnobotánica con fines medicinales. El almidón del arrurruz puede producir reacciones alérgicas respiratorias.

INVESTIGACIÓN MÉDICA: Un estudio realizado por investigadores en el Reino Unido encontró que el polvo del arrurruz administrado a once pacientes que padecían del síndrome de intestino irritable con diarrea tuvo el efecto de reducirles la diarrea y de disminuirles el dolor abdominal.

Artemisia
Nombre botánico: *Artemisia vulgaris*

OTROS NOMBRES COMUNES: ajenjo; carline thistle; mugwort. Una hierba relacionada, la *Artemis absinthium,* se conoce en la cultura mexicana también como *ajenjo,* y se conoce popularmente en inglés como *wormwood.* Ésta se considerada una hierba más nociva que la *Artemisa vulgaris.*

ÁREAS DE CRECIMIENTO: Natural de la América del Norte y de la China.

DESCRIPCIÓN FÍSICA: Es una planta ornamental con hojas lobuladas, que crece en juegos de dos en el tallo.

USOS TRADICIONALES: Los angloparlantes solían considerarla una hierba sagrada. Los historiadores dicen que los soldados romanos colocaban ramitas de la planta en los zapatos para prevenir los problemas de los pies durante las largas marchas. En los tiempos modernos se usa como un tratamiento para la dismenorrea, para los cólicos, la diarrea, el estreñimiento y los calambres. También se considera un antihelmíntico (una sustancia que destruye o hace que el cuerpo expela los parásitos intestinales) y un emenagogo. Los rusos la han usado como un abortifaciente y para los cálculos biliares. Informes adicionales destacan su uso contra la depresión y las neurosis.

DISPONIBILIDAD Y DOSIS: Está disponible como hoja o raíz seca, y también como extracto fluido y como tintura. Los herbolarios recomiendan variar las dosis, incluso hasta cinco gramos en un cocimiento para el dolor menstrual. Algunos expertos recomiendan una infusión de hasta quince gramos de la planta seca para el mismo dolor.

CONTRAINDICACIONES: Ya que puede provocar contracciones uterinas, no debe usarse en mujeres embarazadas ni tampoco en las que estén amamantando.

PRECAUCIONES ESPECIALES: Consulte con su médico antes de comenzar cualquier uso de una sustancia etnobotánica con fines medicinales. Según algunos expertos, el ajenjo o la artemisa puede provocar contracciones uterinas y dermatitis por contacto. Fetrow y Ávila les recomiendan cautela a los pacientes con trastornos sanguíneos o que estén tomando coagulantes. O sea, que eviten el uso del ajenjo. James Duke dice que en grandes dosis, el ajenjo puede ser tóxico y que la tuya, un componente, puede provocar ataques epilépticos. También puede provocar dermatitis y una reacción alérgica en algunas personas.

INVESTIGACIÓN MÉDICA: No hay ninguna anotación al respecto.

Bálsamo de Tolú
Nombre botánico: *Myroxylon balsamum*

OTROS NOMBRES COMUNES: balsam of Peru; bálsam del Perú

ÁREAS DE CRECIMIENTO: Natural del sur de México y Panamá. Se cultiva también en Centro y Sur América, el África Occidental y Ceilán.

DESCRIPCIÓN FÍSICA: Es un árbol alto que puede crecer hasta treinta metros de altura. La corteza, una vez que se corta, da una resina aromática de color café. Las flores del árbol son fragantes y blancas, y las hojas son siempre verdes.

USOS TRADICIONALES: El árbol es uno muchos descubiertos por los colonizadores europeos en la América Latina para luego ser usado en el comercio. Según la leyenda, se le llamó así porque el bálsamo fue inicialmente enviado por barco a España desde El Callao en el Perú. Según un historiador, el bálsamo era tan cotizado como el incienso, por lo que un decreto papal prohibió la destrucción del árbol. El bálsamo se obtiene causando heridas en el árbol cuando se le corta parte de la corteza, la que entonces da el bálsamo. Luego se solidifica el bálsamo purificado. Con los años, el bálsamo y los aceites esenciales derivados de él se han usado para darles sabor a los alimentos, las gaseosas (bebidas refrescantes sin alcohol) y a la goma de mascar. El bálsamo ha sido usado en Guatemala como un tratamiento para el escozor en la piel, y se considera como un irritante que sensibiliza la piel. Además, se dice que los guatemaltecos usan la fruta seca en cocimientos después de dar a luz. También se dice que en México el bálsamo es popular para el tratamiento del asma, el catarro y el reumatismo. En la isla de Chira de Costa Rica la resina del árbol se usa para tratar el dolor de muelas al aplicarla sobre la mejilla.

DISPONIBILIDAD Y DOSIS: La resina y la corteza en polvo están disponibles en tabletas o en cápsulas. Las dosis pueden variar. La Comisión E Alemana recomienda 0,6 gramos por día.

CONTRAINDICACIONES: Ninguna ha sido anotada.

PRECAUCIONES ESPECIALES: Consulte con su médico antes de comenzar cualquier uso de una sustancia etnobotánica con fines medicinales. Según Fetrow y Ávila, ha habido ciertos informes de toxicidad sistemática en la absorción del bálsamo después de ser aplicado para tratar la sarna a los pezones de madres lactantes.

INVESTIGACIÓN MÉDICA: La Comisión E Alemana considera que el bálsamo es útil para el tratamiento del catarro. Un estudio realizado en Grecia mostró que el bálsamo del Perú provocaba una reacción por contacto de dermatitis en 113 de 663 pacientes.

Boldo
Nombre botánico: *Peumus boldus*

OTROS NOMBRES COMUNES: bolde; boldino

ÁREAS DE CRECIMIENTO: En Chile y el Perú, como también en partes de Europa y la América del Norte.

DESCRIPCIÓN FÍSICA: Siempre verde común, crece hasta una altura de siete metros, y tiene hojas que dan un aroma a limón.

USOS TRADICIONALES: El boldo se usa ampliamente en Centro y Sur América como un té medicinal para tratar ciertos trastornos gastrointestinales. Las hojas secas se usan como un diurético suave, colerético y tónico sanguíneo. Los chilenos lo han usado para aliviar los dolores de oído, y también las inflamaciones urogenitales, incluyendo aquellas provocadas por las enfermedades venéreas. A través de toda la América Latina se usa un baño tibio con un cocimiento de hojas de boldo para aliviar el reumatismo y la hidropesía.

DISPONIBILIDAD Y DOSIS: Disponible en polvo y hojas secas. La Comisión E Alemana recomienda una dosis con un promedio de tres gramos de la hierba que está libre de ascarida. Algunos herbolarios recomiendan media taza de una infusión hecha de las hojas hasta dos veces por día.

CONTRAINDICACIONES: La Comisión E Alemana dice que las contraindicaciones para el uso del boldo incluyen la obstrucción de los conductos biliares y la enfermedad hepática aguda. Si se presentan cálculos biliares, se recomienda que el boldo se use únicamente con la aprobación de un médico.

PRECAUCIONES ESPECIALES: Consulte con su médico antes de comenzar cualquier uso de una sustancia etnobotánica con fines medicinales. James Duke dice que el género *Peumus* contiene las toxinas paquicarpina y terpineol. Según la Comisión E Alemana, el aceite esencial del boldo no debe usarse. Andrew Chevalier dice en *The Encyclopedia of Medicinal Plants,* que el boldo no debe tomarse durante el embarazo.

INVESTIGACIÓN MÉDICA: En estudios de laboratorio en los que se usaron animales como sujetos, se encontró que el boldino—la mayor cantidad de alcaloides en las hojas y en la corteza del boldo—actúa como un agente antiinflamatorio. Un estudio chileno en 1996 demostró que la distribución de boldino protegió a las ratas contra la lesión inducida en el colon. Los investigadores creyeron que esta protección se debía a los efectos antioxidantes y antiinflamatorios del boldino. En otro estudio, esta vez en Taiwán y en el 1997, los investigadores mostraron que un extracto de boldino inducía las contracciones musculares en los ratones. La Comisión E Alemana dice que el boldino se usa como un colerético, pero las pruebas con ratas no confirman cuál es la habilidad del boldino para estimular la producción de la bilis de la vesícula biliar.

Cajueiro

Nombre botánico: *Anacardium occidentale*

OTROS NOMBRES COMUNES: acajú; acajuiba; anacardo; caju; cashew; marañón; pajuil; pomme cajou

ÁREAS DE CRECIMIENTO: Natural del Brasil. Crece también en las regiones tropicales de Centro y Sur América, como también en las Antillas.

DESCRIPCIÓN FÍSICA: El árbol de cajueiro crece hasta una altura de siete a diez metros, con ramas bajas. Tiene una corteza tosca, descrita como gruesa y tortuosa. La "fruta" del árbol, conocida como la fruta *cashew* o *manzana cashew,* es un pedúnculo (cabillo de las flores) carnoso y jugoso. Adherido a la punta de este pedúnculo está la nuez del cashew, la verdadera fruta.

USOS TRADICIONALES: En Venezuela se usa como un cocimiento para tratar la diarrea, y se le considera también ser un tratamiento para la diabetes. La corteza del árbol en polvo, remojada en agua por 24 horas, se usa en Colombia para tratar la diabetes. El jugo de la fruta falsa se ha usado en el Brasil como diurético y también como remedio para los vómitos, la diarrea y la angina o carraspera. Por su parte, los peruanos también lo han usado como una infusión hecha de la hoja del árbol para tratar la diarrea, mientras que una infusión de la corteza se ha usado como ducha vaginal. Las infusiones de hoja se han usado para tratar los dolores de muelas y como un febrífugo (para quitar la fiebre). La nuez debe limpiarse y procesarse para quitarle el aceite tóxico que puede ampollar la piel.

DISPONIBILIDAD Y DOSIS: Hay disponible un extracto de 4:1 en polvo obtenido de la raíz. Las dosis varían. El aceite también está disponible en las botánicas y supermercados, pero sólo para uso externo.

CONTRAINDICACIONES: Ninguna ha sido anotada.

PRECAUCIONES ESPECIALES: Consulte con su médico antes de comenzar cualquier uso de una sustancia etnobotánica con fines medicinales. El aceite de la cáscara puede provocar dermatitis severa, con ampollas e inflamación. Hasta el humo que se produce cuando se asa el cajueiro puede ser irritante. Los investigadores también recomiendan cautela con el tanino que se encuentra en la corteza porque está documentado como tóxico para los seres humanos. Debe evitarse el uso interno de la corteza.

INVESTIGACIÓN MÉDICA: El tanino obtenido de la corteza del árbol se usó en un experimento con ratas de laboratorio en el Brasil para estudiar sus acciones antiinflamatorias. Los investigadores encontraron que las ratas que padecían de patas inflamadas provocadas por químicos, experimentaron una reducción en la inflamación, aparentemente como resultado de los taninos en un extracto de la corteza. Sin embargo, el estudio recomendaba cautela, puesto que mientras algunos remedios caseros sugerían el uso de un cocimiento de la corteza para tratar el reumatismo, los taninos podían tener un efecto tóxico en los seres humanos y animales cuando se toma internamente. Estudios adicionales en la India determinaron que los extractos y el aceite de la cáscara de la nuez no son mutagénico, y que por lo general, no promovían el crecimiento de los tumores, aunque un aspecto del estudio indicaba un débil efecto en la promoción de los mismos. Un estudio en Inglaterra de las plantas usadas tradicionalmente en la Europa septentrional para tratar la diabetes de tipo mellitus determinó que el cajueiro no afectaba el nivel de la glucosa o el metabolismo de la glucosa en los ratones.

Caña agria

Nombre botánico: *Costus spicatus*

OTROS NOMBRES COMUNES: cañita agria; caña amarga; cañita agria; sour cane

ÁREAS DE CRECIMIENTO: Natural desde México hasta el Brasil.

DESCRIPCIÓN FÍSICA: Planta perenne alta con tallos finos y carnosos. Las hojas tienen forma de huevos y son puntiagudas en la punta, con vellos de color café en los bordes.

USOS TRADICIONALES: La caña agria contiene una savia de sabor amargo que se obtiene de la planta al molerla. Se usa en la América Central para una variedad de enfermedades. En Costa Rica se usa para el dolor muscular, y las funciones urinarias y renales. Se vende ampliamente mediante los vendedores de hierbas como un artículo fresco. Según Julia Norton, en las Antillas el cocimiento de la planta alivia la flatulencia y el reumatismo, y en Trinidad y Tobago se usa para aliviar el ardor urinario que acompaña a las enfermedades venéreas. Ella también dice que algunos brasileños beben el zumo de la planta con azúcar y agua como una bebida apropiada para el clima caliente.

DISPONIBILIDAD Y DOSIS: Al alcance público por correo. No hay información disponible sobre las dosis.

CONTRAINDICACIONES: Ninguna ha sido anotada.

PRECAUCIONES ESPECIALES: Consulte con su médico antes de comenzar cualquier uso de una sustancia etnobotánica con fines medicinales.

INVESTIGACIÓN MÉDICA: No hay ninguna anotación al respecto.

Cañafístula

Nombre botánico: *Cassia fistula*

OTROS NOMBRES COMUNES: casia; casia purgativa; casse; chacara; hojasen; purging cassia

ÁREAS DE CRECIMIENTO: Natural del Asia austral, sobre todo en la India y Ceilán. Se cultiva ampliamente en los trópicos, y como árbol ornamental en el sur de la Florida, las Antillas, y Sur y Centro América.

DESCRIPCIÓN FÍSICA: La cañafístula crece hasta una altura de diez metros y tiene hojas extendidas. Su flor es de un amarillo ligero y crece en racimos colgantes. Las vainas de las semillas son cilíndricas y tienen una cáscara leñosa de color café que crecen a hasta 30 centímetros de largo. Los espacios entre las semillas dentro de las vainas están llenos de una pulpa dulce.

USOS TRADICIONALES: En Europa se le llamó *casia purgativa* durante el medioevo, ya que por esos tiempos se usaba en una facultad de medicina italiana como purgante. En la América Latina, las particiones pulposas de las semillas se toman como un laxante o remojadas en agua con el mismo propósito. Un jarabe hecho con las flores también se usa como un laxante. En Guatemala, el zumo de la cañafístula es usa para tratar los malestares urinarios.

DISPONIBILIDAD Y DOSIS: La cañafístula parece no estar disponible a la venta en los Estados Unidos.

CONTRAINDICACIONES: Debido a su fama como un laxante, no debería ser usada por las mujeres embarazadas.

PRECAUCIONES ESPECIALES: Consulte con su médico antes de comenzar cualquier uso de una sustancia etnobotánica con fines medicinales.

INVESTIGACIÓN MÉDICA: En un estudio de 1987 realizado en Guatemala mostró que la cañafístula tenía un pronunciado efecto diurético en las ratas. En 1998, investigadores en la India comenzaron a concentrarse en el uso de la cañafístula para proteger el hígado. En el estudio, las ratas que recibieron un extracto de la hoja de la cañafístula sufrieron menos daño en el hígado debido a una dosis de carbón tetraclorídico que las ratas que no recibieron el extracto. Según el estudio, el efecto de la cañafístula de reducir el daño fue similar a lo que se observó en el uso de las drogas comercialmente preparadas y recetadas para tratar los trastornos hepáticos.

Carqueja

Nombre botánico: *Baccharis genistelloides*

OTROS NOMBRES COMUNES: bacanta; cacalia amara; cuchicuchi

ÁREAS DE CRECIMIENTO: En regiones pantanosas del Perú, el Brasil y Colombia.

DESCRIPCIÓN FÍSICA: La carqueja es una hierba perenne que crece hasta una altura de casi cuatro centímetros. Produce una flor amarilla.

USOS TRADICIONALES: En la medicina tradicional suramericana se ha usado por los indígenas para tratar la esterilidad en las mujeres y la impotencia en los hombres. Según la autora Leslie Taylor, se ha usado para tratar los trastornos hepáticos y del estómago, las fiebres, las gargantas inflamadas, la lepra y la malaria.

DISPONIBILIDAD Y DOSIS: Se puede adquirir en polvo y en cápsulas. Las dosis varían.

CONTRAINDICACIONES: Ninguna ha sido anotada.

PRECAUCIONES ESPECIALES: Consulte con su médico antes de comenzar cualquier uso de una sustancia etnobotánica con fines medicinales.

INVESTIGACIÓN MÉDICA: Según Taylor, los estudios médicos con ratones demuestran que la carqueja protege el hígado. Un estudio ha demostrado que tiene la habilidad de reducir el azúcar en la sangre, mientras que otro muestra que reduce las secreciones gástricas. En un estudio de laboratorio realizado en el Brasil, se mostró que un extracto de una especie relacionada era activo contra el virus tipo 1 del herpes simple, y el virus que causa el estomatis vesicular, pero no, aparentemente, contra el virus tipo 1 de la poliomielitis.

Casca-de-anta

Nombre botánico: *Drimys winteri*

OTROS NOMBRES COMUNES: aktarcin; canela; canela de invierno; canelo; corteza de pimienta; winter's cinnamon

ÁREAS DE CRECIMIENTO: Natural del Brasil, pero actualmente crece en los bosques desde México hasta Cabo Hornos, en la punta más austral de la Argentina. También se cultiva como planta de adorno en Inglaterra.

DESCRIPCIÓN FÍSICA: Es un árbol que crece hasta diez metros de altura. Produce muchas plantas blancas pequeñas con centros amarillos y una pequeña vaina con semillas. Las flores tienen un fragante perfume como el jazmín, y las semillas son carnosas y aromáticas. Las hojas tienen un sabor a menta que se usan como un condimento.

USOS TRADICIONALES: El árbol se llama en honor al capitán John Winter, quien usó la corteza en el estrecho de Magallanes para tratar el escorbuto en la tripulación de su barco el *Elizabeth,* durante el viaje de la flotilla de Francis Drake alrededor del mundo en el siglo XVI. Al descubrirse que la casca-de-anta era un remedio, aumentó su demanda en Europa. En el Brasil, la corteza se usa como un tratamiento para los trastornos respiratorios, el asma, y los trastornos gastrointestinales como la dispepsia, la náusea, los vómitos y los cólicos. A veces ha sido substituida por la quinina en el tratamiento de la malaria. En Costa Rica la corteza se mastica para aliviar los dolores de muelas y, en infusiones, se usa para tratar trastornos estomacales.

DISPONIBILIDAD Y DOSIS: La corteza se usa en infusión. No se cree que esté disponible en los Estados Unidos.

CONTRAINDICACIONES: Ninguna ha sido anotada.

PRECAUCIONES ESPECIALES: Consulte con su médico antes de comenzar cualquier uso de una sustancia etnobotánica con fines medicinales.

INVESTIGACIÓN MÉDICA: Al igual que con muchas otras sustancias botánicas, los estudios hechos de las propiedades de la casca-de-anta se han basado en las pruebas realizadas con animales y no con seres humanos. Pero al usar ratones y conejillos de Indias, los investigadores en el Brasil han hecho algunos hallazgos que creen que señalan el camino para seguir en el estudio de la planta como medicina humana, sobre todo en el tratamiento de las enfermedades que afectan la garganta y los pulmones. En un caso en particular, los ratones que padecían de inflamación de las patas inducida químicamente mostraron tener un gran aumento en el promedio de sobre vivencia cuando se les dio un extracto de la planta. De esto, los investigadores concluyeron que la corteza de casca-de-anta tenía sustancias que poseen propiedades antiinflamatorias y antialérgicas, confirmando de este modo su uso como un remedio casero en el manejo de los trastornos respiratorios como el asma. Un estudio diferente, esta vez usando conejillos de Indias que padecían de inflamación de la tráquea químicamente inducidas, mostró que el uso de la poligodina—uno de los grandes componentes de la corteza—interfiere con la constricción del conducto de aire de los animales. Otro estudio realizado con animales—esta vez con ratones—mostró que los extractos de la poligodina tenían un poder anticonceptivo en los animales que padecían de los efectos del ácido acético dado internamente. El ácido tiene el efecto de provocar contracciones abdominales, pero en esta prueba los extractos de la planta parecían disminuir la actividad muscular más que la aspirina y el acetaminofeno, dos medicamentos usados en comparación por el estudio.

Chá de bugre

Nombre botánico: *Cordia salicifolia*

OTROS NOMBRES COMUNES: café de bugre; café de los bosques; café do mato

ÁREAS DE CRECIMIENTO: El Brasil, la Argentina y el Paraguay.

DESCRIPCIÓN FÍSICA: Es un árbol pequeño que sólo crece hasta una altura de casi cinco metros.

USOS TRADICIONALES: Según Leslie Taylor, en el Brasil se conoce como *café do mato* (*café de los bosques* en español), debido a la fruta roja producida por la planta que se parece mucho a la baya del café. La fruta se asa y se hace con ella una infusión con un alto contenido de cafeína. Se vende ampliamente en las farmacias y otros negocios del Brasil como una infusión, y también como una tintura y extracto floral. Se usa como un estimulante para el apetito, la energía y como diurético, lo que más probablemente se deba a la cafeína que contiene.

DISPONIBILIDAD Y DOSIS: Disponible como una hierba en polvo hecha de la hoja. Las dosis varían.

CONTRAINDICACIONES: Ninguna ha sido anotada.

PRECAUCIONES ESPECIALES: Consulte con su médico antes de comenzar cualquier uso de una sustancia etnobotánica con fines medicinales.

INVESTIGACIÓN MÉDICA: Investigadores en el Japón han demostrado que el extracto de café de bugre detiene el crecimiento del virus tipo 1 del herpe simple, responsable por el herpe labial en los seres humanos.

Chuchuhuasha

Nombre botánico: *Maytenus laevis*

OTROS NOMBRES COMUNES: chucchu; chuchuhaso

ÁREAS DE CRECIMIENTO: En el Amazonas, incluyendo el Perú, el Ecuador y Colombia.

DESCRIPCIÓN FÍSICA: Es un árbol grande que puede crecer hasta treinta metros de altura, creando así un palio en el bosque. Sus hojas pueden crecer hasta treinta centímetros de largo. Produce una pequeña flor blanca.

USOS TRADICIONALES: Se sabe que se usa por varias tribus de las selvas sub-andinas. Una infusión hecha del alcohol que se hace de la corteza de la raíz en polvo se ha usado como tónico en el tratamiento de la artritis y el reumatismo, y hasta como un afrodisíaco. Los extractos de una especie relacionada (*Maytenus ilicifolia*) han sido usados por una tribu del Amazonas para el control de la natalidad. La chuchuhuasha también se usa como un agente antitumoral para el cáncer de la piel.

DISPONIBILIDAD Y DOSIS: La corteza está disponible en polvo. Las dosis varían. Algunos herbolarios recomiendan tomar una taza del cocimiento de la corteza hasta tres veces por día.

CONTRAINDICACIONES: Ninguna ha sido anotada.

PRECAUCIONES ESPECIALES: Consulte con su médico antes de comenzar cualquier uso de una sustancia etnobotánica con fines medicinales.

INVESTIGACIÓN MÉDICA: Según investigadores italianos, los químicos extraídos de la corteza tienen efectos antitumorales y antiinflamatorios. Sin embargo, un estudio hecho por investigadores en España muestra que los extractos de una especie relacionada, *Maytenus macrocarpa,* no tenía ninguna actividad antitumoral contra las células cancerosas de los pulmones, el colon y melanoma en los seres humanos en el laboratorio.

Contribo

Nombre botánico: *Aristolochia grandiflora*

OTROS NOMBRES COMUNES: alcatraz; duck flower; flor de pato; hierba del indio

ÁREAS DE CRECIMIENTO: Desde la región austral de México hasta Panamá.

DESCRIPCIÓN FÍSICA: Una enredadera peluda que crece a lo largo de las corrientes o en otras regiones húmedas. Las hojas son de tallos largos con aspecto de corazones. Julia Morton, en su enciclopedia sobre la vida de las plantas, ha descrito que la flor de la enredadera antes de abrirse tiene forma de pato, con el tallo semejante a un pico y una cola delgada colgando al otro lado.

USOS TRADICIONALES: Tiene varios usos en la América Central. Basado en estudios realizados en el ismo, Balick y Rosita Arvigo dicen que es uno de los remedios herbarios más populares en Belice. A menudo se puede ver el contribo remojándose en una botella de ron en los bares porque se le toma de a tragos para todo desde la "goma" (irritación que sigue a una borrachera), la gripe, y hasta las amebas, la flatulencia, los períodos menstruales tardíos y los latidos cardiacos irregulares. Según Morton, las hojas trituradas se aplican a veces como un emplasto para los trastornos de la piel, como una cata-

plasma para las picaduras de serpientes, y como un emenagogo y tratamiento para la diarrea.

DISPONIBILIDAD Y DOSIS: Por lo general, no está disponible
en los Estados Unidos. En Belice, la enredadera se usa
para hacer un cocimiento o infusión.

CONTRAINDICACIONES: Ninguna ha sido anotada.

PRECAUCIONES ESPECIALES: Consulte con su médico antes de
comenzar cualquier uso de una sustancia etnobotánica
con fines medicinales. Según Morton, está registrado
como veneno en los seres humanos. Balick y Arvigo también notan que el contribo contiene ácido aristológico,
un mutágeno y carcinógeno en animales, y que "no se
como veneno en" el uso de la planta de manera continua.
Siendo éste el caso, debería ser evitada.

INVESTIGACIÓN MÉDICA: Balick y Arvigo dicen que los
extractos de contribo han sido probados, y el resultado
dio que no se encontró que tuvieran ninguna actividad
antimalarial o insecticida.

Copaiba
Nombre botánico: *Copaifera officinalis*

OTROS NOMBRES COMUNES: balsam; bálsamo, bálsamo copaiba; bálsamo del jesuita; copal; copayero; Jesuit's balsam

ÁREAS DE CRECIMIENTO: En el Brasil, el Perú, Panamá y Venezuela.

DESCRIPCIÓN FÍSICA: Es un árbol grande que puede crecer hasta treinta metros de altura

USOS TRADICIONALES: El árbol produce una oleorresina que se obtiene mediante cortes en la corteza. La resina es amarga al paladar y de color amarillo oscuro. En la medicina tradicional, la resina ha sido usada para el tratamiento de la bronquitis, los catarros y las inflamaciones de los conductos gastrointestinales y urogenitales. También se ha usado como un astringente para las heridas, y en las úlceras para promover la curación. Aunque es una planta natural de la América Latina, la copaiba fue introducida en Europa en el siglo XIV. La copaiba se ha usado también con fines no medicinales como un aditivo para los perfumes y los barnices.

DISPONIBILIDAD Y DOSIS: Disponible como un aceite, vendido por lo general en mililitros. Las dosis varían.

CONTRAINDICACIONES: Ninguna ha sido anotada.

PRECAUCIONES ESPECIALES: Consulte con su médico antes de comenzar cualquier uso de una sustancia etnobotánica con fines medicinales. Los investigadores dicen que las dosis grandes pueden provocar vómitos, diarrea y erupciones en la piel.

INVESTIGACIÓN MÉDICA: Investigadores en el Brasil encontraron en un estudio realizado en el 1998 que las ratas que recibieron un extracto de la resina de la copaiba sufrieron menos daños en el tejido estomacal que los químicos destinados a inducir úlceras gástricas. Los investigadores concluyeron que la resina aumentó la producción de mucosidad en el estómago, la que actuó como un antiácido.

Corteza de quina

Nombre botánico: *Cinchona officinalis*

OTROS NOMBRES COMUNES: árbol de la fiebre; cinchona; cinchona tree; corteza de cinchona; fever tree

ÁREAS DE CRECIMIENTO: Natural de la América del Sur, sobre todo del Amazonas peruano. También se cultiva en otras regiones, tal como la isla indonesa de Java y la India.

DESCRIPCIÓN FÍSICA: Es siempre verde y puede alcanzar hasta más de veinte metros de altura. Tiene una corteza de color rojizo intenso y produce flores amarillas y blancas. Existen cerca de cuarenta especies de árboles relacionados.

USOS TRADICIONALES: Por muchos siglos, la cincona ha sido usada por los indígenas del Perú—incluyendo los incas—para aliviar la malaria, los trastornos digestivos y la fiebre. Se le conoce como un estimulante de la secreción salivar y los jugos digestivos. El contacto del mundo occidental con la cincona surgió durante la conquista española de la América. Algunas leyendas cuentan que un soldado español enfermo bebió de una fuente en la que había caído un árbol de cincona, y se curó. Mientras que otra historia relata que la esposa del virrey del Perú se curó por la corteza y le informó a Europa acerca de las maravillas de la cincona. Cualquiera que sea la verdad, la cincona fue aceptada ampliamente en Europa como un remedio para la malaria, que ya era un problema de la salud pública en las ciudades europeas. En el año 1820, los químicos franceses Joseph Caventou y Joseph Pelletier identificaron y aislaron el alcaloide quinina de la corteza de la cincona. La demanda por la quinina, un agente eficaz en contra del protozoario transmitido por el mosquito que causa la malaria, requería una gran exportación desde la América del Sur, lo que daría paso al desarrollo de un monopolio. Finalmente, éste se vino abajo cuando las semillas de cincona se cultivaron en la isla de Java bajo el dominio neerlandés, que llegó a dominar el comercio de la cincona. Durante la segunda guerra mundial, los oficiales estadounidenses se quedaron sin casi ninguna fuente de quinina debido a las conquistas japonesas en el Lejano Oriente. Los funcionarios estadounidenses pusieron sus miras en los bosques suramericanos para volverse a suplir de la corteza de cincón, de donde podían extraerse la quinina. Después de terminarse la guerra, se comenzaron a fabricar nuevas medicinas contra la malaria y el interés por la cincona decayó, aunque permaneció siendo útil en el tratamiento de las arritmias cardíacas y para dar sabor. Sin embargo, la aparición de parásitos de la malaria resistentes a los nuevos fármacos ha renovado el interés por la quinina como un tratamiento.

DISPONIBILIDAD Y DOSIS: Está disponible en los Estados Unidos como hierba y en polvo hecho de la corteza. La Comisión E Alemana recomienda de uno a tres gramos de la corteza seca; de 0,6 a tres gramos de extracto líquido de cincona (de cuatro a cinco por ciento total de alcaloides); de 0,15 a 0,6 gramos de extracto de cincona (de quince a veinte por ciento total de alcaloides). Los herbolarios recomiendan que se tome media taza de cocimiento de corteza de una a tres veces por día.

CONTRAINDICACIONES: Los herbolarios aconsejan a las mujeres embarazadas y lactantes que no tomen la cincona. Se les da la misma advertencia a las personas con alergias a los alcaloides de la cincona. La Comisión E Alemana dice que podría aumentar el efecto de los anticoagulantes.

PRECAUCIONES ESPECIALES: Consulte con su médico antes de comenzar cualquier uso de una sustancia etnobotánica con fines medicinales. Los herbolarios recomiendan su uso únicamente bajo supervisión médica. La cincona tiene fama de ser tóxica cuando se usa en exceso y puede llevar a la náusea, la sordera y otros trastornos físicos. A veces se dice que produce dermatitis por contacto y asma entre los trabajadores de fábrica que muelen la corteza.

INVESTIGACIÓN MÉDICA: La literatura científica está llena de información acerca de la eficacia de la cincona en el tratamiento de la malaria y la arritmia. Una investigación de plantas medicinales muestra también que la cincona se usa como un tratamiento antiepiléptico.

Culantrillo

Nombre botánico: *Adiantum capillus-veneris*

OTROS NOMBRES COMUNES: adianto; avenca; cilantrillo; helecho de culantrillo; maidenhair; maidernhair fern

ÁREAS DE CRECIMIENTO: Desde el sur de los Estados Unidos hasta el Caribe. También crece en las regiones tropicales de Centro y Sur América.

DESCRIPCIÓN FÍSICA: Es una hierba perenne con rizomas de color café y peludos, raíces delgadas y tallos erectos que pueden crecer hasta tres centímetros de altura. Sus raíces son delgadas.

USOS TRADICIONALES: En varias regiones de la América del Sur, y sobre todo en Colombia y el Brasil, el culantrillo se usa como un expectorante, con un cocimiento hecho de toda la planta. Se dice que en México y la Argentina se usa un cocimiento de toda la planta para aliviar el dolor de garganta y el reumatismo. Se dice también que es usado en partes de la América Latina como un emenagogo, una sustancia que puede inducir la menstruación. Se ha usado también para acelerar los dolores de parto.

DISPONIBILIDAD Y DOSIS: La hoja en polvo del culantrillo está disponible en tabletas o cápsulas. Las dosis varían. Algunos herbolarios recomiendan media taza de un cocimiento, dos veces al día.

CONTRAINDICACIONES: Ninguna ha sido anotada.

PRECAUCIONES ESPECIALES: Consulte con su médico antes de comenzar cualquier uso de una sustancia etnobotánica con fines medicinales. El uso del culantrillo en la medicina tradicional para estimular la menstruación presenta el riesgo de ocasionar un aborto.

INVESTIGACIÓN MÉDICA: En el año 1989, científicos irakíes demostraron las propiedades antimicrobiales del culantrillo en una serie de experimentos en vidrio usando extractos de las hojas. Según el informe, el estudio demostró que el extracto tiene propiedades antibacteriales contra las bacteria *E. coli* y la *Staphylococcus arueus*. Según la autora Leslie Taylor, científicos belgas—en un estudio realizado con ratones—determinaron que el extracto de la hoja de culantrillo tiene propiedades antiperglucéminas (que previene la elevación del azúcar en la sangre).

Embauba

Nombre botánico: *Cecropia peltata*

OTROS NOMBRES COMUNES: árbol atrompetado; imbauha; narciso atrompetado; serracenia; trompette; trumpet tree

ÁREAS DE CRECIMIENTO: En las Antillas, México, Cuba, Trinidad y Tobago, el Yucatán, Costa Rica, Honduras, Colombia y Surinam. También se cultiva como una planta ornamental en la Florida.

DESCRIPCIÓN FÍSICA: Este árbol de rápido crecimiento puede alcanzar una altura de hasta veinte metros. Produce una savia descrita como un látex aguado o gomoso. Sus hojas tienen tallos peludos. Las flores se desarrollan en un espigón, que a su vez se transforma en una fruta carnosa que es suave y dulce cuando madura.

USOS TRADICIONALES: Los cubanos usan la hoja como una infusión para tratar el asma, el látex como un astringente y también como un tratamiento para los callos y las úlceras. En Guatemala se usa un cocimiento como un diurético y un remedio para la tos ferina o convulsiva. En la Argentina se usa para tratar el mal de Parkinson. En el Caribe goza de gran fama de ser una forma de combatir el asma.

DISPONIBILIDAD Y DOSIS: Disponible como hoja en polvo. Las dosis varían. Los herbolarios recomiendan una mitad de taza de la infusión de hoja hasta dos veces al día.

CONTRAINDICACIONES: Los pacientes con condiciones cardíacas no deberían tomar la embauba.

PRECAUCIONES ESPECIALES: Consulte con su médico antes de comenzar cualquier uso de una sustancia etnobotánica con fines medicinales. En la isla de Barbados se ha usado para combatir la diabetes. Pero existe un riesgo que el azúcar en la sangre baje demasiado, con la posibilidad de llevar a uno a un estado de coma diabética.

INVESTIGACIÓN MÉDICA: Un estudio en Cuba del extracto de embauba mostró que tiene la capacidad de retener el crecimiento de los hongos.

Espinheira santa

Nombre botánico: *Maytenus ilicifolia*

OTROS NOMBRES COMUNES: cancrosa; espinera santa

ÁREAS DE CRECIMIENTO: Natural del Brasil. Crece a través de la América del Sur.

DESCRIPCIÓN FÍSICA: Es un pequeño árbol siempre verde, parecido al acebo o agrifolio, que crece a una altura de casi cinco metros. Sus hojas son de forma ovalada.

USOS TRADICIONALES: En el Brasil, las hojas del árbol son populares como una medicina para el tratamiento de las úlceras, la dispepsia y otros trastornos estomacales. También tiene fama de ser un buen antiácido. La revista *The Journal of Ethnopharmacology* dice que las hojas del árbol se usan con frecuencia para hacer una infusión, conocida como abafado. En el Paraguay se usa tradicionalmente como anticonceptivo.

DISPONIBILIDAD Y DOSIS: Disponible en polvo de la hoja o como corteza cortada y tamizada. Las dosis varían. Los herbolarios también recomiendan media taza del cocimiento dos o tres veces al día.

CONTRAINDICACIONES: Ninguna ha sido anotada.

PRECAUCIONES ESPECIALES: Consulte con su médico antes de comenzar cualquier uso de una sustancia etnobotánica con fines medicinales. Aunque las pruebas de toxicidad en los animales no presentaron efectos adversos, la planta actuó como un gran sedativo y, de ser usada por los seres humanos en cantidades significativas, podía acentuar el efecto de otras drogas que pueden provocar somnolencia, tal como los antihistamínicos.

INVESTIGACIÓN MÉDICA: Se han hecho varios experimentos en el Brasil con animales de laboratorio para probar el efecto de la planta contra las úlceras, como así también su posible toxicidad, con resultados bastante optimistas. Una prueba con ratas, a quienes se les dio un químico para inducir una úlcera gástrica, mostró que un extracto en agua de las hojas secas de *Maytenus* aumentaba el factor pH de los jugos gástricos de los animales, haciendo menos ácidos a los estómagos, y quedaban así más dispuestos a resistir el daño a los tejidos. Estos resultados confirman el uso popular de la planta. En otro estudio con ratas y ratones se mostró que diferentes dosis de un cocimiento de hojas secas, incluyendo algunas que eran cuatrocientas veces más fuertes de las usadas en los seres humanos, parecían no tener ningún efecto tóxico en los ratones, y menos impacto tenía la planta en la fertilidad de los animales. Las dosis altas de la preparación de la planta actuaron como un sedativo cuando se daban por inyección. Sin embargo, los resultados generales motivaron a los investigadores a concluir que el *Maytenus* podría ser una planta segura para el uso de los seres humanos, y que merecía continuar con la investigación. Menos promisorios han sido los estudios del maitansine y el meiteine, dos componentes encontrados en la planta, realizados en pacientes de cáncer en los Estados Unidos. Aunque se vieron algunos efectos con el maitansine en el cáncer de los ovarios y con algunos linfomas, la sustancia se catalogó como muy tóxica en las dosis altas en que se deberían usar.

Eucalipto

Nombre botánico: *Eucalyptus globulus*

OTROS NOMBRES COMUNES: árbol de la fiebre australiano; Australian fever tree; eucalipto; eucaliptos; eucalypt; eucalypto; eucalyptus

ÁREAS DE CRECIMIENTO: Natural de Australia. Crece también en la cuenca del mar Mediterráneo y en la América del Sur.

DESCRIPCIÓN FÍSICA: Es un árbol de rápido crecimiento, que en algunas regiones puede alcanzar los cien metros de altura.

USOS TRADICIONALES: Cuando el árbol de eucalipto se plantó por primera vez en el Mediterráneo, enseguida ganó la fama de ser una planta antimalarial, sobretodo porque absorbe una gran cantidad de agua a través de las raíces, y así seca eficazmente los pantanos y las vías acuáticas donde se crían los mosquitos. El aceite de las hojas, que tiene un aroma parecido al del alcanfor, se ha usado en muchas culturas para tratar los resfríos, la gripe, la bronquitis y los catarros, sobre todo por la manera en que puede abrir los tubos bronquiales y aliviar la congestión. Se le considera un expectorante y un antiespasmódico suave, usos que se le da en Turquía. Se usa ampliamente en la América del Sur para tratar las infecciones respiratorias y como un rubefaciente, una sustancia que aumenta el flujo de sangre en la piel. Algunos herbolarios dicen que también es un tratamiento eficaz para los pequeños cortes en la piel. Otros dicen que un trozo de tela empapado en el aceite puede ahuyentar a las cucarachas. La Comisión E Alemana ha catalogado al eucalipto como un expectorante secreto-motorio y antiespasmódico suave. Se usa sin receta médica en pequeñas cantidades en los remedios para el catarro y la tos.

DISPONIBILIDAD Y DOSIS: Disponible en botánicas como hojas secas, y también como un aceite vaporable preparado de las hojas a través de un proceso de destilación. Algunos herbolarios recomiendan hervir unas cuantas hojas o unas pocas gotas del aceite esencial en agua como un inhalador. Cuando se trata de cortes pequeños, los herbolarios a veces recomiendan frotar una gota o dos del aceite sobre el área afectada.

CONTRAINDICACIONES: Las mujeres embarazadas o lactantes, al igual que cualquier persona que padezca de hipoglucemia (azúcar baja en la sangre) no lo deben usar. La Comisión E Alemana dice que se contraindica para las personas que padecen de enfermedades inflamatorias o del tracto gastrointestinal, el hígado y los conductos biliares, como también de cualquier enfermedad hepática aguda.

PRECAUCIONES ESPECIALES: Consulte con su médico antes de comenzar cualquier uso de una sustancia etnobotánica con fines medicinales. A pesar de que se usa ampliamente para tratar las infecciones respiratorias y el catarro, el aceite de eucalipto debe tratarse con cuidado. Si se toma, el aceite de eucalipto puede provocar náuseas y vómitos, y hasta puede resultar ser mortal. En ocasiones puede hasta provocar irritaciones en la piel. Los investigadores han notado también que el aceite esencial de eucalipto puede ser un poderoso convulsionario y puede promover ataques. La Comisión E Alemana recomienda que no debería usarse en los rostros de los bebés y los niños pequeños, probablemente porque pudiera ser ingerido. La Comisión E Alemana también dice que el eucalipto estimula el sistema de enzimas hepáticos envuelto en el proceso de detoxificación y, como resultado, puede debilitar o alterar los efectos de otras drogas.

INVESTIGACIÓN MÉDICA: Pruebas realizadas en Guatemala de varias plantas usadas en el tratamiento de enfermedades respiratorias examinaron la actividad antibacterial en los tipos de bacteria preparados comercialmente, incluyendo ésas que provocan neumonía e infecciones de estafilococos. El resultado de las pruebas demostró que los extractos del *Eucalyptus globulus* estaban entre las plantas que resultaron ser altamente activas contra la bacteria durante las pruebas en vidrio. Sin embargo, según los investigadores, se necesitaron más pruebas en los seres humanos para examinar las propiedades del extracto.

Guajava

Nombre botánico: *Cassia alata*

OTROS NOMBRES COMUNES: árbol vela; datilera; palmera; ringworm cassia; tiña cassia

ÁREAS DE CRECIMIENTO: Ampliamente disponible en los trópicos. Se considera natural de las Antillas, al igual que del sur de México y partes de la América del Sur.

DESCRIPCIÓN FÍSICA: Es un arbusto que puede crecer hasta cuatro metros de altura. Tiene flores amarillas que crecen en los manojos, y que se parecen a velas por la forma en que mantienen.

USOS TRADICIONALES: Se usa en México, Venezuela y Santo Domingo como un diurético. También se le ha dado el nombre de *tiña cassia* porque un extracto de la hoja se usa para combatir la tiña, y a veces se echa en el agua del baño para ese propósito, sobre todo en Malasia. En Guatemala, Surinam y México se usa para aliviar el estreñimiento. Se dice que las hojas se usan para tratar las úlceras y otras enfermedades de la piel.

DISPONIBILIDAD Y DOSIS: Disponible como una hoja en polvo. Las dosis varían.

CONTRAINDICACIONES: Ninguna ha sido anotada.

PRECAUCIONES ESPECIALES: Consulte con su médico antes de comenzar cualquier uso de una sustancia etnobotánica con fines medicinales. En estudios realizados con pacientes que padecen de estreñimiento, la *Cassia alata* sí les provocó un poco de diarrea, dolores abdominales y náusea. En la medicina tradicional de la América del Norte, la *Cassia alata* tiene la fama de ser capaz de actuar como un abortifaciente o estimulante que podría adelantar la menstruación.

INVESTIGACIÓN MÉDICA: Algunos estudios relacionados con sujetos humanos señalan los efectos benéficos atribuidos a la planta. En un estudio clínico realizado en la India, se investigaron los extractos de la *Cassia alata* por su eficacia como compuestos antifungicidas. En una prueba con pacientes con casos confirmados de una infección de hongos en la piel conocida como *Pityriasis versicolor,* se aplicó un extracto de hojas frescas de la *Cassia alata* en las áreas infectadas una sola vez, y se lavó a la mañana siguiente. El estudio mostró que las áreas infectadas comenzaron a mejorarse en tres semanas, y llevó a lo que los investigadores consideran ser una cura que duraría un año, al final del cual la condición reaparecería. Los hallazgos, junto con la falta de cualquier efecto secundario, llevaron a la conclusión de que la *Cassia alata* es en efecto confiable y una medicina herbolaria segura en el tratamiento de este malestar particular de la piel. Sin embargo, un estudio en Malasia encontró que el extracto de *Cassia alata* no tuvo efecto ninguno en el laboratorio contra algunos microorganismos, incluyendo las bacterias y la levadura, las cuales provocan las enfermedades de la piel en los seres humanos. El extracto tuvo algún efecto en el crecimiento del hongo, pero los investigadores no pudieron decir cómo ocurrió. Un estudio de pacientes hospitalizados en Bangkok (Tailandia) que padecían de estreñimiento concluyó que un extracto de *Cassia alata* era un laxante eficaz, dándoles alivio, a menudo en veinticuatro horas con el regreso del movimiento intestinal normal en el 86 por ciento de los pacientes. Los investigadores atribuyeron el efecto laxativo a la sustancia en la planta conocida como *antraquinones*. Sin embargo, se notó también que varios pacientes se quejaron de los efectos secundarios, incluyendo la diarrea, los dolores abdominales y la náusea. La *Cassia alata* se reconoce en el folclore como un abortifaciente, o para adelantar la menstruación. Así y todo, la *Cassia alata* no mostró así en pruebas realizadas con ratas hembras de laboratorio en el Brasil.

Guanábana
Nombre botánico: *Annona muricata*

OTROS NOMBRES COMUNES: anona de broquel; graviola; guanaba; guanávana

ÁREAS DE CRECIMIENTO: Se dice que es natural de las Antillas. Se ha extendido desde el sur de México hasta el Brasil.

DESCRIPCIÓN FÍSICA: Es un árbol alto y delgado que crece hasta casi siete metros de altura. Las hojas, que permanecen siempre verdes en regiones tropicales, son verdes oscuras y brillantes. Cuando se aplastan, las hojas dan un olor fuerte y aromático. Las flores y los frutos crecen directamente en el tronco del árbol o las ramas. Se dice que la fruta tiene la forma de un corazón con una piel verde cubierta de espinas. La pulpa interior de la fruta es jugosa y aromática, y tiene numerosas semillas negras.

USOS TRADICIONALES: La guanábana es una planta que tiene muchos usos medicinales en tradiciones populares, pero no ha sido usada prudentemente, como se menciona más abajo al referirnos a las precauciones especiales. Se dice que en Panamá y Venezuela se usa para tratar la diarrea, mientras que en México se usa para la fiebre y la disentería y como un astringente. Los investigadores destacan también que en Puerto Rico se usa para combatir varios trastornos gastrointestinales, como un antipasmódico, antidiarreal y estomáquico. Julia Morton dice que la guanábana es una popular infusión de arbusto en el Caribe y las islas Bahamas, donde es endulzada y se toma tanto por los niños como los adultos. Según Morton, es también en el Caribe donde la guanábana se usa para combatir los catarros y la fiebre.

DISPONIBILIDAD Y DOSIS: Está disponible en polvo de hoja. Las dosis varían. Los herbolarios recomiendan que se tome media taza de una infusión de hojas de una a tres veces por día.

CONTRAINDICACIONES: Ninguna ha sido anotada.

PRECAUCIONES ESPECIALES: Consulte con su médico antes de comenzar cualquier uso de una sustancia etnobotánica con fines medicinales. Aunque se usa ampliamente en el Caribe y en otras regiones de la América Latina, la *Annona muricata* está considerada por algunos médicos e investigadores como una planta que puede ser tóxica. Se dice que sus semillas son tóxicas y se han usado como insecticida y veneno para los peces. De hecho, se sabe que en el Caribe partes de la fruta y un cocimiento de las hojas se usan como un vermífugo. Quizás más perturbadores son los resultados de las pruebas que muestran que los extractos de hojas de la planta inyectados en las ratas producen fibrosarcomas en una tercera parte de los animales a punto de ser inyectados, lo que algunos investigadores atribuyen al alto contenido de tanino en los extractos.

INVESTIGACIÓN MÉDICA: La *Annona muricata* era una de las doce plantas medicinales probadas por los investigadores en el Brasil, quienes examinaron los efectos analgésicos de los remedios caseros populares. El investigador administraba extractos de plantas a los animales y probaba sus reacciones a los estímulos. Se encontró que la *Annona muricata* resulto ser casi inactiva como un analgésico, y que todos los animales que la recibieron murieron en veinticuatro horas.

Guayaba

Nombre botánico: *Psidium guajava*

OTROS NOMBRES COMUNES: guajava; guava; guayabo casero; guayava

ÁREAS DE CRECIMIENTO: Natural de toda la América Latina.

DESCRIPCIÓN FÍSICA: Es un árbol umbrío que crece hasta diez metros de altura, tiene una corteza roja escamosa y produce una fruta muy aromática de piel amarilla y pulpa comestible de color rosado oscuro. La pulpa interior de la fruta es suave y contiene muchas semillas amarillas.

USOS TRADICIONALES: La guayaba es una de varias plantas que tiene una función doble en las colonias hispanas. Como fuente de alimento se consume y se usa en conservas, bebidas y postres, tal como el helado. La fruta tiene un alto contenido de ácido ascórbico. Los comerciantes europeos expandieron la fruta al Asia y el África. La corteza del árbol se usa para teñir las pieles de los animales y su madera se puede usar en la construcción. La guayaba se ha usado ampliamente en la medicina tradicional de la América Latina como tratamiento para la diarrea y los dolores de estómago debido a la indigestión. En el tratamiento, por lo general, se tiene que beber un cocimiento hecho de las hojas, las raíces y la corteza de la planta. Se ha usado también contra la

disentería en Panamá y como astringente en Venezuela.
También se sabe que se ha usado un cocimiento hecho de
la corteza y de las hojas de la planta como un baño para
tratar los trastornos de la piel.

DISPONIBILIDAD Y DOSIS: La guayaba está a la disposición
inmediata en las tiendas de comestibles, botánicas y
bodegas a través de las colonias hispanas y no hispanas en
los Estados Unidos. Las dosis varían.

CONTRAINDICACIONES: Ninguna ha sido anotada.

PRECAUCIONES ESPECIALES: Consulte con su médico antes de
comenzar cualquier uso de una sustancia etnobotánica
con fines medicinales. Los investigadores han catalogado
a las semillas de la guayaba como resistentes a la
digestión, lo que explica cómo los seres humanos y los
animales dispersan las semillas. La guayaba ha probado
también tener la capacidad de bajar el azúcar en la sangre,
pero los niveles de azúcar muy bajos pueden ser peligrosos, trayendo con ellos el riesgo de la desorientación,
el estado de coma, y hasta la muerte.

INVESTIGACIÓN MÉDICA: Se han hecho varios estudios de
laboratorio hechos sobre la guayaba, sobre todo como una
forma de controlar la diarrea no infecciosa; desde hace
mucho tiempo una de las razones principales por la mortalidad infantil en los países en vías de desarrollo. Los
estudios han demostrado que los extractos de las hojas
secas de la guayaba pueden disminuir la perístasis (paso de
la comida a través del conducto digestivo), que aumenta la

absorción de los fluidos y los electrolitos, reduciendo así tanto la diarrea como la deshidratación que puede provocar. En la medicina tradicional, la guayaba también se usó para disminuir el dolor, combatir el insomnio y ayudar a los niños que padecen de convulsiones, propiedades que han despertado más preguntas científicas. Estudios adicionales en Malasia, donde la planta crece en abundancia, mostraron que un extracto de hojas secas de guayaba tiene un efecto tipo narcótico en las ratas, algo que los investigadores atribuyen a los flavonoides presentes en la planta. Algunos de los flavonoides presentes en las hojas de guayaba son vistos también por los investigadores como contenedores de posibles propiedades antitumorales. Un estudio hecho en un laboratorio de México con extracto de las hojas de la guayaba demostró que tenía suficiente actividad en contra de algunas líneas de células cancerosas de los seres humanos y las ratas. La medicina tradicional china y caribeña ha usado la guayaba para el control de la diabetes, pero un estudio en México mostró que la guayaba no reducía los niveles del azúcar en la sangre de los conejos.

Gumbo-limbo

Nombre botánico: *Bursera simbaruba*

OTROS NOMBRES COMUNES: almacigo; blanco; desnudo; jobo

ÁREAS DE CRECIMIENTO: Natural del Amazonas, Belice, otras partes de la América Central, y de las regiones tropicales de la América del Sur. Se dice también ser natural de la Florida.

DESCRIPCIÓN FÍSICA: Es un árbol que puede crecer hasta casi veinte metros de altura. La corteza roja es distintiva porque se pela en tiras finas. El botanista Michael Balick del Jardín Botánico de Nueva York, experto en las plantas de Belice, dice que el árbol tiene una fragante flor amarilla verdosa y una fruta redonda jaspeada con el color rojo.

USOS TRADICIONALES: Los botanistas dicen que se usa en Belice como un tratamiento para la dermatitis y las irritaciones provocadas por la savia de la hiedra venenosa *poisonwood,* cuando se moja la piel en una infusión enfriada hecha de la corteza de la planta. Balick informó que el mismo baño de corteza se ha usado para tratar las molestias causadas por las picaduras de insectos, quemaduras de sol, sarampión y otros trastornos cutáneos. Los venezolanos dicen que la usan externamente como un ungüento para tratar el reumatismo. Usado internamente según la medicina tradicional en la América del Sur, se considera beneficioso en la lucha contra los resfríos, las infecciones del tracto urinario y la influenza. En Costa Rica, la planta se usa como un tratamiento tradicional para el cáncer gástrico, con informes anecdotarios de que aligera la incomodidad de esa enfermedad. Es una de las plantas medicinales en ese país que está siendo investigada para determinar si contiene sustancias que podrían ser beneficiosas en la lucha contra el cáncer estomacal. En su estudio de plantas medicinales en Belice, Jane Mallory dice que con la resina de la *Bursera simaruba* se pintan los botes para proteger la madera de los gusanos y otros insectos. La madera se usa también para todo, desde las cerillas hasta para hacer cajas.

DISPONIBILIDAD Y DOSIS: Disponible como polvo de hoja. Las dosis varían.

CONTRAINDICACIONES: Ninguna ha sido anotada.

PRECAUCIONES ESPECIALES: Consulte con su médico antes de comenzar cualquier uso de una sustancia etnobotánica con fines medicinales. Se dice que el extracto de la corteza del árbol sirve para acabar con las babosas.

INVESTIGACIÓN MÉDICA: Desde que se considera que el gumbo-limbo posee cualidades antiinflamatorias, investigadores en Venezuela han examinado los efectos del extracto de la corteza del árbol del gumbo-limbo en las ratas de laboratorio, induciéndoles la inflamación de las patas posteriores y en la coyuntura de una rodilla artrítica. El extracto provocó una reducción notable en la inflamación de las patas, lo mismo que en la inflamación de la rodilla artrítica de los rodeadores. Los investigadores pensaron que los resultados se atribuían a la supresión de la respuesta inmunológica de los animales en general, pero recomendaban cautela, al sugerir que era necesario proseguir aún más con los experimentos.

Hierba del cáncer

Nombre botánico: *Acalypha guatemalensis,* según Pax y Hoffman; *Acalypha arvensis,* según Peopp y Enbdl

OTROS NOMBRES COMUNES: bonda pe; cat tail; cola de gato; petit mouton; petit pompon

ÁREAS DE CRECIMIENTO: Natural de la América Central.

DESCRIPCIÓN FÍSICA: Una hierba que crece hasta un metro de altura. Las hojas son de tallo largo y de forma ovalada.

USOS TRADICIONALES: Según Balick y Arvigo, el nombre común de la hierba del cáncer proviene no de la habilidad de la planta para luchar contra el cáncer, sino por el uso local de la palabra *cáncer,* que quiere decir *llaga abierta.* Se dice que la planta se usa como un remedio en Belice para una variedad de condiciones serias de la piel, como lo son los hongos, las úlceras, la culebrilla o tiña, y la picazón o quemazón en los labios vaginales. La hierba del cáncer es una de las muchas plantas usadas en Guatemala, no sólo como un diurético, sino también para tratar los trastornos renales. En Haití se usa para tratar la diarrea, las inflamaciones y la dispepsia.

DISPONIBILIDAD Y DOSIS: No está disponible a la venta en los Estados Unidos.

CONTRAINDICACIONES: Ninguna ha sido anotada.

PRECAUCIONES ESPECIALES: Consulte con su médico antes de comenzar cualquier uso de una sustancia etnobotánica con fines medicinales.

INVESTIGACIÓN MÉDICA: En un estudio de las plantas usadas en Guatemala como diuréticos y para el tratamiento de los trastornos urinarios, se encontró que los extractos de la hierba del cáncer aumentaron la emisión urinaria en un 52 por ciento. Balick y Arvigo dicen que los estudios han mostrado que el tinte de hoja seca solía ser activo contra la *Staphylococo aureus,* pero inactivo en contra de alguna otra bacteria. También notaron que los extractos de las ramas secas eran inactivos en contra de las células cancerosas en vidrio del colon humano.

Hierba tostada

Nombre botánico: *Boerhaavia hirsuta*

OTROS NOMBRES COMUNES: chual; erva tostão; hog weed; pega-pinto; pig weed

ÁREAS DE CRECIMIENTO: En una amplia región que se extiende desde las Antillas, la Argentina y México, hasta la América Central.

DESCRIPCIÓN FÍSICA: Esta maleza perenne crece sobre la superficie del suelo y que se prolifera a través del trópico, tiene una gruesa raíz almidonada, al igual que finos tallos trepadores. Sus flores son rosadas y las semillas están cubiertas de vellos gomosos que suelen aferrárseles a las personas, los pájaros y a los animales.

USOS TRADICIONALES: En la América Latina, ha tenido varios usos, entre ellos como un tratamiento contra el asma, y como un expectorante y diurético. En el Brasil se ha usado también como un colagogo y como un tratamiento para los cálculos biliarios. Los investigadores confirman también que se ha usado un cocimiento hecho de la raíz para detener la pérdida de sangre uterina. Para los trastornos hepáticos, se ha colocado un emplasto de polvo de hojas en el área donde se encuentra el órgano afectado. En la tradición ayurvédica de medicina hindú casera, la hierba tostada se ha usado como diurético y como un tratamiento para el edema.

DISPONIBILIDAD Y DOSIS: Está disponible como hoja en polvo. Las dosis varían. Los herbolarios recomiendan media taza de cocimiento de hojas una o dos veces al día.

CONTRAINDICACIONES: Ninguna ha sido anotada.

PRECAUCIONES ESPECIALES: Consulte con su médico antes de comenzar cualquier uso de una sustancia etnobotánica con fines medicinales. Se dice que las grandes dosis provocan vómitos.

INVESTIGACIÓN MÉDICA: Investigadores en la India han probado el uso de la hierba tostada como un diurético y antiinflamatorio. Los investigadores han inducido químicamente la inflamación en las patas de las ratas y luego han medido la reducción de la inflamación después de darles a los animales un extracto de la planta. Así encontraron una gran reducción de la inflamación después de que el extracto fuera administrado. El estudio también midió la producción total de orina de los animales después de darles el extracto, y encontraron un aumento en la emisión de la misma. Investigadores hindúes también descubrieron que la planta tenía el máximo efecto cuando se tomaba el extracto de las raíces en vez de los tallos. También se determinó que el tiempo de cosecha de las plantas tenía su impacto en los efectos medicinales de las ellas, con máximo efecto si se cosechaba durante la temporada de lluvias.

Iporuru
Nombre botánico: *Alchornea floribunda*

OTROS NOMBRES COMUNES: iporoni; iporuru; niando

ÁREAS DE CRECIMIENTO: Las llanuras del Amazonas peruano.

DESCRIPCIÓN FÍSICA: El iporuru es un arbusto perenne.

USOS TRADICIONALES: Entre las tribus amazónicas, este género botánico se usa para tratar el reumatismo y la artritis. Según la autora Leslie Taylor, sus propiedades antiinflamatorias perceptibles han hecho popular al iporuru en la América del Norte como un tratamiento para la artritis y el reumatismo. También es una planta cultivada en el África, donde se dice que se usa para tratar la gonorrea y la tos. James Duke dice que la raíz macerada se ha usado como un fuerte intoxicante y afrodisíaco.

DISPONIBILIDAD Y DOSIS: Disponible como hoja en polvo. Las dosis varían. Los herbolarios recomiendan tomar media taza de una infusión de hoja, una a tres veces por día.

CONTRAINDICACIONES: Ninguna ha sido anotada.

PRECAUCIONES ESPECIALES: Consulte con su médico antes de comenzar cualquier uso de una sustancia etnobotánica con fines medicinales

INVESTIGACIÓN MÉDICA: Un estudio mostró que un extracto de la corteza de una especie relacionada parecía actuar como un agente antiespasmódico y antibacterial, por lo que lo hace útil contra la diarrea.

Jaborandi

Nombre botánico: *Pilocarpus jaborandi*

OTROS NOMBRES COMUNES: arruda brava; cáñamo indígena; Indian hemp; pernambuco; pilocarpo

ÁREAS DE CRECIMIENTO: En el Brasil septentrional.

DESCRIPCIÓN FÍSICA: Arbusto de más de un metro es de altura, con grandes hojas leñosas.

USOS TRADICIONALES: El *Pilocarpus jaborandi* es una de las plantas medicinales del Amazonas que se ha incorporado a la corriente principal de la profesión médica. Los exploradores del Brasil del siglo XVI descubrieron que las tribus indígenas usaban esta planta para tratar las úlceras, los resfríos y las gripes. Eventualmente se llevaron muestras de las hojas al Perú, donde investigadores descubrieron que era capaz de promover el sudor y la salivación entre los seres humanos. Luego, otras investigaciones identificaron la pilocarpina, un alcaloide de la planta, como una sustancia que tenía la habilidad de reducir la presión dentro del ojo con glaucoma. Como resultado de este hallazgo, la pilocarpina se usa en la oftalmología moderna como tratamiento para el glaucoma. El *Pilocarpus jaborandi* está registrado para el uso contra el reumatismo, la pleuresía y la hidropesía en la medicina tradicional mexicana. Se dice que tiene un historial de uso como emético (vomitivo) en el Brasil.

DISPONIBILIDAD Y DOSIS: Ninguna ha sido anotada.

CONTRAINDICACIONES: En su manual profesional de medicina alternativa y complementaria, Charles Fetrow y Juan R. Ávila dicen que la pilocarpina está contraindicada para las personas sensibles a ella, al igual que para aquéllos que padecen del asma incontrolable.

PRECAUCIONES ESPECIALES: Consulte con su médico antes de comenzar cualquier uso de una sustancia etnobotánica con fines medicinales. Debido al riesgo de los síntomas tóxicos, tales como la transpiración excesiva, el ritmo cardiaco acelerado y la salivación, se debería usar el jaborandi solamente según el consejo médico y la participación activa de un doctor médico.

INVESTIGACIÓN MÉDICA: No hay ninguna anotación al respecto.

Jacote
Nombre botánico: *Spondia mombin*

OTROS NOMBRES COMUNES: ciruela española; ciruela de jobo; job megro; jobo; Spanish plum

ÁREAS DE CRECIMIENTO: Natural del sudeste del Asia y Malasia. Se cultiva a través de las Antillas y en casi todo México y el resto de la América Latina.

DESCRIPCIÓN FÍSICA: Este árbol puede alcanzar veinte metros o más de altura. Tiene fragantes flores amarillas. Su fruta oblonga, amarilla y aromática tiene una pulpa jugosa y ácida, y cuelga del árbol en racimos.

USOS TRADICIONALES: En la medicina tradicional hispana, el jacote tiene muchos usos para muchas enfermedades. Los brasileños hacen cocimientos de la corteza para el tratamiento de la diarrea, mientras que, según se dice, se usa un cocimiento de flores y hojas para aliviar el estreñimiento y el dolor de estómago. El conocido etnobotanista Richard Schultes dice que los indios ticuna del Amazonas usan un cocimiento de la corteza para aliviar el dolor y prevenir la hemorragia excesiva durante la menstruación. Él dice que lo usan además para tratar los dolores de estómago y la diarrea, como también para lavar las heridas. Según Julia Morton, los cubanos suelen comer grandes cantidades de la fruta como un emético (capaz de ocasionar vómitos), mientras que los haitianos toman el jarabe como un remedio para la angina. Los mexicanos usan el jacote contra la diarrea, mientras que los dominicanos lo usan como laxante. Su corteza tiene también fama en la medicina casera como tratamiento para las pequeñas úlceras cutáneas. La fruta se come. Se usa también en la preparación de jaleas y conservas. La madera se usa en la fabricación de canastas y otros artículos ligeros.

DISPONIBILIDAD Y DOSIS: Se puede comprar de los abastecedores de productos herbarios ubicados en la América Central a través del correo.

CONTRAINDICACIONES: Ninguna ha sido anotada.

PRECAUCIONES ESPECIALES: Consulte con su médico antes de comenzar cualquier uso de una sustancia etnobotánica con fines medicinales. Schultes dice que los indios amazónicos creen que la "esterilidad permanente" podría ser el resultado de tomar una taza diaria de un cocimiento de jacote después de dar a luz. Según Julia Morton, los colombianos creen que la fruta es mala para la garganta, y que las hojas y la corteza contienen tanino, lo que la hace un astringente.

INVESTIGACIÓN MÉDICA: No hay ninguna anotación al respecto.

Jatoba

Nombre botánico: *Hymenaea courbaril*

OTROS NOMBRES COMUNES: algarroba; algarrobo; azúcar huayo; courbaril; dedo maloliente; langosta antillana; pois confiture; robinia; stinking toe; West Indian locust

ÁREAS DE CRECIMIENTO: Natural del Perú y del Brasil. También crece en la América Central.

DESCRIPCIÓN FÍSICA: Este árbol, que puede alcanzar alturas de veinte metros o más, tiene un tronco que puede medir hasta más de dos metros de diámetro. La base del árbol da una resina inodora que se encuentra en grandes cantidades alrededor de las raíces y debajo de la tierra. Su fruta es rojiza y oblonga con una superficie leñosa, difícil de romper. Julia Morton describe la pulpa de la fruta como "inodora, dulce, seca, pastosa y de coloración pulida".

USOS TRADICIONALES: En las islas Vírgenes, se dice que la *Hymenaea courbaril* se usa en infusiones por tener propiedades purificadoras de la sangre. Julia Morton dice que se usa en la América Central como un vermífugo (favorece o provoca la expulsión de los parásitos del intestino), como un remedio para la hipertensión y el reumatismo, y es un substituto para la quinina en la lucha contra la malaria. Morton informó que el cocimiento de la corteza se ha usado contra la diarrea, la disentería, las úlceras estomacales y las dolencias en el pecho. Además, Julia Morton dice que los vapores de la resina ardiendo se han usado en México para aliviar el asma y la "histeria". La fruta también se come, y la madera es lo suficientemente dura como para usarla en la carpintería.

DISPONIBILIDAD Y DOSIS: Disponible como polvo de corteza cortada y tamizada. Las dosis varían. Los herbolarios recomiendan media taza del cocimiento de una a tres veces por día.

CONTRAINDICACIONES: Ninguna ha sido anotada.

PRECAUCIONES ESPECIALES: Consulte con su médico antes de comenzar cualquier uso de una sustancia etnobotánica con fines medicinales.

INVESTIGACIÓN MÉDICA: Conforme a Julia Morton, el contenido de tanino en las hojas ha demostrado en experimentos actividad en contra de una forma del cáncer del pulmón en los ratones.

Jengibre
Nombre botánico: *Zingiber officinale*

OTROS NOMBRES COMUNES: gingembre; ginger

ÁREAS DE CRECIMIENTO: En la China, Jamaica, partes del sudoeste de los Estados Unidos y las islas Hawaianas.

DESCRIPCIÓN FÍSICA: El jengibre es una planta perenne que produce un tallo delgado de cerca de un metro de largo, con hojas finas y puntiagudas. Produce una flor violácea que luce como una orquídea. Su espeso rizoma es la parte más importante de la planta.

USOS TRADICIONALES: Durante siglos, el jengibre se ha reconocido como una importante planta en la medicina china, y se menciona en libros de medicina de hace dos mil años. Se valoraba por sus usos medicinales y culinarios, sirviendo tanto como remedio para el mareo entre los marineros como un condimento de sabor fuerte. La habilidad del jengibre de actuar como una antiemética, una sustancia que alivia el malestar estomacal, ha sido la clave de su uso a través de los siglos. Se usa también para tratar la diarrea, náusea y artritis, además de ser un estimulante del apetito. Se usa ampliamente en Jamaica, México y la India con propósitos médicos. También se usa como una especia, y en las bebidas y las velas.

DISPONIBILIDAD Y DOSIS: El jengibre está ampliamente disponible en los Estados Unidos como un extracto líquido, en polvo, en tabletas y en cápsulas. La raíz y las infusiones del jengibre se pueden obtener también en las tiendas de comestibles. Las dosis varían, y algunos herbolarios mantienen que un vaso de 0,40 litros de cerveza de jengibre tiene el mismo efecto contra el mareo que una dosis de 1,20 miligramos de polvo.

CONTRAINDICACIONES: Algunos expertos recomiendan que las personas que reciben anticoagulantes no deberían usarlo, excepto bajo supervisión médica. También recomiendan cautela entre las mujeres embarazadas.

PRECAUCIONES ESPECIALES: Consulte con su médico antes de comenzar cualquier uso de una sustancia etno-botánica con fines medicinales. En su libro profesional sobre medicina alternativa y complementaria, Charles W. Fetrow y Juan R. Ávila, ambos farmacéuticos, dicen que no hay un acuerdo general sobre cuál es la dosis apropiada de jengibre. También recomiendan que las mujeres embarazadas no lo usen.

INVESTIGACIÓN MÉDICA: Gran parte de la investigación del jengibre y sus propiedades medicinales se ha concentrado en los efectos antieméticos y antináuseos. Según un estudio publicado en la revista médica británica *Lancet,* el jengibre parecía ser más eficaz que otros medicamentos clásicos en el tratamiento del mareo. De acuerdo a los resultados del *Lancet,* los voluntarios que tomaron jengibre pudieron resistir los mareos creados artificialmente (de una mecedora mecánica) un 57 por ciento más que aquéllos que tomaron dramamina. El jengibre se considera también útil para controlar y aliviar la náusea que puede resultar de la quimioterapia. En 1977, investigadores en la India probaron la habilidad del extracto de jengibre en aliviar el malestar gastrointestinal asociado con la quimioterapia. Los investigadores alimentaron a las ratas de laboratorio con extracto de jengibre en varias dosis antes de darles cisplatina, un químico anticanceroso. Los resultados de las pruebas mostraron que el jengibre era capaz de aumentar la proporción en que los estómagos de las ratas se vaciaban. Esto llevó a que los investigadores concluyeran que el jengibre podría aliviar los síntomas abdominales asociados con la quimioterapia. Estudios adicionales en ratas de laboratorio en los que se usaron extractos de acetona del jengibre demostraron que dos componentes de la planta, conocidos colectivamente como *jingerol,* eran responsables por el aumento en la producción de la bilis en los animales. Esto indicó que los extractos de la raíz del jengibre pueden jugar un papel importante en la digestión y la absorción de los alimentos.

Kalallo bush

Nombre botánico: *Corchorus siliquosus*

OTROS NOMBRES COMUNES: té de hiera; té de la tierra; té de malva

ÁREAS DE CRECIMIENTO: Natural de las islas Vírgenes y de las Antillas. Se encuentra también en México y la América Central.

DESCRIPCIÓN FÍSICA: Arbusto de hasta tres metros de altura, con hojas de tallos cortos. Las flores son amarillas y la cápsula de la semilla es plana.

USOS TRADICIONALES: Se dice que un cocimiento de la planta se usa con frecuencia en la América Central como una bebida refrescante. En las Antillas, la planta se cocina y se come, y también se usa como un tratamiento para los catarros. En el Yucatán se ha usado como un tratamiento para las enfermedades venéreas, y en Cuba, según Julia Morton, se emplea para los trastornos de la vejiga y como aditivo en el agua para el baño.

DISPONIBILIDAD Y DOSIS: Se cree que el producto no está disponible en los Estados Unidos.

CONTRAINDICACIONES: Ninguna ha sido anotada.

PRECAUCIONES ESPECIALES: Consulte con su médico antes de comenzar cualquier uso de una sustancia etnobotánica con fines medicinales.

INVESTIGACIÓN MÉDICA: No hay ninguna anotación al respecto.

Loción de hamamelina
Nombre botánico: *Hamamelis virginiana*

OTROS NOMBRES COMUNES: agua maravilla; flor de invierno; spotted alder; winter bloom; witch hazel

ÁREAS DE CRECIMIENTO: Natural de la región oriental de los Estados Unidos.

DESCRIPCIÓN FÍSICA: Arbusto perenne que pierde sus hojas en el otoño. De la *Hamamelis virginiana* crecen varios tallos retorcidos que terminan en ramas que contienen hojas ovaladas. Las vainas de las semillas de la planta se abren con una explosión audible, largando dos semillas negras hasta varios metros de distancia. La planta produce flores amarillas.

USOS TRADICIONALES: La loción de hamamelina es el extracto preparado de las ramitas de la *Hamamelis virginiana* mediante un proceso de destilación. Fue usada por los aborígenes americanos antes de la llegada de los colonos. Pero éstos pronto aprendieron las cualidades astringentes de la "agua maravilla". Se cree que el nombre *witch hazel,* que en inglés significa "avellano de la bruja", viene del uso de la madera para hacer escobas, o por el ruido de las semillas al abrirse; ambos vistos como muestras de ciertos poderes ocultos. En todo caso, el cocimiento de la planta se hizo muy popular como un astringente y antiséptico en los Estados Unidos durante el siglo XIX. Entonces se estalló una controversia siguiendo el uso comercial de la destilación para hacer extractos de loción de hamamelina. Según el autor y experto en hierbas, Michael Castleman, algunos críticos argumentaban que la destilación le quitaba muchos de los taninos astringentes, dejando así agua con escaso valor medicinal. Castleman ha notado que mientras los herbolarios recomiendan no sólo el uso de un cocimiento del *witch hazel,* el líquido preparado comercialmente tiene propiedades que son declaradas antisépticas, antiinflamatorias, astringentes y anestésicas. Se dice a veces que en las colonias puertorriqueñas se usa un compuesto de loción de hamamelina, conocido como *el agua maravilla,* como una terapia para el asma. Además se ingiere como una mezcla, que contiene zumo de sábila, miel, ajo, cebolla y otras sustancias.

DISPONIBILIDAD Y DOSIS: La loción de hamamelina está disponible en los Estados Unidos en la mayoría de las farmacias, supermercados y botánicas. También se encuentra en las preparaciones para hemorroides. El agua maravilla está disponible en las botánicas. Los herbolarios recomiendan usar hasta dos gramos de hojas secas o de la corteza, con el cual se puede preparar una infusión para hacer gárgaras. Para hacer un cocimiento astringente, se puede usar una cantidad similar por taza de agua hirviendo. Para uso local y externo, debe consultar las indicaciones que acompañan el producto.

CONTRAINDICACIONES: Las mujeres embarazadas y lactantes deberían evitar el uso interno.

PRECAUCIONES ESPECIALES: Consulte con su médico antes de comenzar cualquier uso de una sustancia etnobotánica con fines medicinales. Si se ingieren grandes cantidades, existe el peligro de náusea y vómitos. La irritación de la piel podría resultar del uso local externo.

INVESTIGACIÓN MÉDICA: No hay ninguna anotación al respecto.

Macela

Nombre botánico: *Achyrocline satureoides*

OTROS NOMBRES COMUNES: Juan blanco; macela del campo; macela do campo; macela hembra

ÁREAS DE CRECIMIENTO: Natural de Venezuela y partes del Amazonas brasileño, como también de la América Central.

DESCRIPCIÓN FÍSICA: Es un arbusto aromático que crece hasta una altura de casi tres metros. Tiene flores pequeñas amarillentas o blancas. Las semillas son ovaladas y erizadas.

USOS TRADICIONALES: En la América del Sur la macela tiene ganada una buena fama como una planta medicinal útil en el tratamiento de los trastornos gastrointestinales y las inflamaciones. Se dice que en Venezuela se usa como un emenagogo y en el Brasil como medicina para la tos. Los argentinos también la han usado como un emenagogo y para tratar las infecciones vaginales.

DISPONIBILIDAD Y DOSIS: Disponible en polvo de hoja. Las dosis varían. Los herbolarios recomiendan media taza de la infusión de hoja una o dos veces al día.

CONTRAINDICACIONES: Ninguna ha sido anotada.

PRECAUCIONES ESPECIALES: Consulte con su médico antes de comenzar cualquier uso de una sustancia etnobotánica con fines medicinales.

INVESTIGACIÓN MÉDICA: Algunos experimentos de laboratorio han demostrado que los extractos de macela han sido útiles en el tratamiento de las inflamaciones inducidas artificialmente en ratas. Estudios adicionales han demostrado que los flavonoides presentes en la macela poseen propiedades analgésicas y antiespasmódicas, y también alivia el estreñimiento. En un estudio brasileño destinado a evaluar las propiedades antiinflamatorias de la macela, se irritaron las orejas de las ratas de laboratorio al aplicarles aceite de crotón. Entre los animales sujetos al experimento, se trató una oreja inflamada con la aplicación local de un extracto de macela mientras que la otra oreja se dejaba de tratar. Cinco horas dentro del experimento y en el punto álgido de la irritación, los animales fueron sacrificados, y se les perforaron pequeños discos en ambas orejas y se pesaron. Los investigadores pensaron que la diferencia en el peso de las orejas sería una indicación de la reacción de la inflamación al extracto de la planta. Los resultados mostraron que el extracto del agua mostró la reducción mayor de la inflamación; o sea el 41 por ciento. Como resultado, los investigadores creyeron que las pruebas apoyaban el uso de la macela en la medicina casera para el tratamiento de enfermedades inflamatorias. También se han hecho pruebas con extractos de macela, las que demostraron que han podido—en un ambiente de laboratorio—matar los parásitos que provocan la tripanosomiasis (estado de somnolencia que lleva a la muerte) en los seres humanos y otros microorganismos.

Malva

Nombre botánico: *Malvestrum sylvestris*

OTROS NOMBRES COMUNES: mallow; malva grande; malva real

ÁREAS DE CRECIMIENTO: Natural de gran parte de Centro y Sur América.

DESCRIPCIÓN FÍSICA: Es un arbusto herbario que crece hasta una altura de un metro, que por lo general se encuentra a poca elevación. Su tallo ha sido descrito como duro y velludo, y sus hojas tienen dientes afilados en los bordes. Sus flores son violáceas rojizas. Su fruta plana produce semillas en bayas en forma de riñón. Se cree que el mucilago (la sustancia viscosa que se hincha con el agua) de las hojas es la razón por la cual la hierba tiene cualidades suavizantes y emolientes.

USOS TRADICIONALES: La malva se ha comido y usado medicinalmente por miles de años. En Costa Rica se cree que estimula la lactancia. También se vende como un emoliente y para ser usada en los enemas. Según Feltrow y Ávila, la malva se usa para las irritaciones de la garganta, la bronquitis, la laringitis, la tonsilitis y las ronqueras. En la América Central y el Caribe se ha usado para tratar llagas y heridas, y también como astringente.

DISPONIBILIDAD Y DOSIS: Está disponible como hoja o flor seca. Feltrow y Ávila dicen que la dosis sugerida es de cinco gramos diarios de hierba seca y picada. También se puede usar en infusión.

CONTRAINDICACIONES: Feltrow y Ávila no la recomiendan para las mujeres embarazadas o lactantes.

PRECAUCIONES ESPECIALES: Consulte con su médico antes de comenzar cualquier uso de una sustancia etnobotánica con fines medicinales.

INVESTIGACIÓN MÉDICA: No hay ninguna anotación al respecto.

Manaca

Nombre botánico: *Brunfelsia unifloris*

OTROS NOMBRES COMUNES: manacan; mercurio vegetal

ÁREAS DE CRECIMIENTO: Natural del Amazonas.

DESCRIPCIÓN FÍSICA: Un arbusto ornamental, la manaca produce una hermosa flor blanca amarillenta. James Duke, en su trabajo con plantas medicinales, recuenta una leyenda que atribuye el nombre de la planta a una bella joven de la tribu de indios tupí del Brasil.

USOS TRADICIONALES: Según Duke, los tupí usan la planta en sus prácticas mágicas y medicinales. También dice Duke que hubo un tiempo cuando los tupí usaban el extracto de la raíz como veneno de flechas, y que para ellos aún las raspaduras de la corteza se consideran un potente purgante. El nombre común de *mercurio vegetal* proviene del uso de la planta en la medicina tradicional para el tratamiento de la sífilis. Basado en sus extensos viajes por el Amazonas, el botanista Richard Schultes dice que los indígenas usan la manaca como un tratamiento contra el reumatismo, como un diurético, un antiinflamatorio, para reducir fiebres y, a veces, como un abortifaciente. Schultes dice que se ha usado también como alucinógeno, pero con malos resultados.

DISPONIBILIDAD Y DOSIS: Está disponible como corteza cortada y tamizada. Las dosis varían.

CONTRAINDICACIONES: Como ya se ha informado, tiene efectos abortifacientes. Por ende, no debería ser usado por las mujeres embarazadas.

PRECAUCIONES ESPECIALES: Consulte con su médico antes de comenzar cualquier uso de una sustancia etnobotánica con fines medicinales.

INVESTIGACIÓN MÉDICA: Pruebas de laboratorio hechas en el Brasil muestran que la manaca posee propiedades antiinflamatorias. Un extracto de una especie relacionada, la *Brunfelsia hopeana,* se usó en un experimento con ratas, y comprobó haber actuado como un sedativo del sistema nervioso central y como un agente antiinflamatorio. Sin embargo, estudios toxicológicos realizados en los Estados Unidos con otra especie, la *Brunfelsia calcyina,* llegaron a la conclusión que el consumo de esta planta por los perros resultó ser mortal, y por ende, los investigadores advierten que la planta representa un notable peligro para los niños pequeños. Duke dice que hasta pequeñas dosis del alcaloide manacine, encontrado en la manaca, puede conducir a la muerte, debido a la parálisis respiratoria causada en los animales de laboratorio.

Manzanilla
Nombre botánico: *Matricaria chamomilla*

OTROS NOMBRES COMUNES: camomila; camomila alemana; camomila inglesa; English chamomile; German chamomile

ÁREAS DE CRECIMIENTO: Natural de Europa. También crece en los Estados Unidos, y en Centro y Sur América.

DESCRIPCIÓN FÍSICA: Es una hierba que florece anualmente. La manzanilla tipo "M" es la variedad más ampliamente conocida, y crece en los Estados Unidos. Puede alcanzar una altura de un metro. Otra variedad, la manzanilla romana (*Anthemis nobilis*), suele crecer hasta cerca de 25 centímetros de alto. Ambas variedades tienen flores con pequeños pétalos blancos y centros amarillos.

USOS TRADICIONALES: De todas las plantas medicinales que se usan para aliviar la indigestión, quizá ninguna es mejor conocida que la manzanilla. Tiene un largo historial de uso medicinal que data desde los tiempos de los antiguos egipcios y romanos. Los historiadores botánicos dicen que los alemanes la han usado durante siglos para tratar no sólo los trastornos estomacales, sino también los malestares menstruales, como los calambres. Los médicos de Inglaterra y de la colonia inglesa de Virginia en Norteamérica también incluían la manzanilla en sus bolsas de medicamentos. En la Europa Oriental de los tiempos modernos, sobre todo en Rumania, se les pedía a los niños que trajeran plantas de manzanilla a la escuela durante las campañas gubernamentales de recolección. Se cree que los inmigrantes europeos trajeron la manzanilla a los Estados Unidos, pero su uso se ha expandido a través de las culturas hispanas, donde se distingue como uno de los remedios clave. Considerada por algunos como la "aspirina herbaria", el uso de la manzanilla está tan diseminado entre los hispanos, que una investigación mostró que se encuentra entre las primeras diez sustancias usadas por las madres de las colonias puertorriqueñas para el tratamiento del asma. En otra investigación realizada en las colonias mexicanas a lo largo de una parte de la frontera entre Texas y México, la manzanilla era el remedio casero mencionado con más frecuencia. La manzanilla se usa para tratar los dolores estomacales, vómitos y otros malestares gastrointestinales entre los niños. Los mexicanos suelen usar la manzanilla para tratar condiciones infantiles conocidas como el *empacho* o intestino bloqueado, y el cólico. Se documenta además el uso de la manzanilla para los trastornos menstruales y ginecológicos. Los usos tradicionales y los beneficios de la manzanilla en las culturas europeas e hispanas le han dado la fama a la manzanilla de ser un antiespasmódico, antibacterial, desodorante y sedativo.

DISPONIBILIDAD Y DOSIS: Está disponible ampliamente como una infusión a través de los Estados Unidos en el ámbito de venta al por menor. Las flores sueltas de la manzanilla y las plantas molidas pueden comprarse tanto para beber como para bañarse. También está a la venta el aceite de manzanilla. Las dosis varían. Está disponible en cápsulas en dosis de hasta de 350 miligramos.

CONTRAINDICACIONES: Mientras la Comisión E Alemana dijo que no se conocía contraindicaciones para la manzanilla, otros investigadores en los Estados Unidos recomiendan que debería ser evitada por las mujeres embarazadas y lactantes. Se recomienda cautela entre aquellas personas que son sensibles a ciertos aceites volátiles o que podrían desarrollar dermatitis por contacto.

PRECAUCIONES ESPECIALES: Consulte con su médico antes de comenzar cualquier uso de una sustancia etnobotánica con fines medicinales. En el manual profesional de las medicinas complementarias y alternativas, los farmacéuticos Charles W. Fetrow y Juan R. Ávila dijeron que la manzanilla se considera un abortifaciente, y que debería ser evitada por las mujeres embarazadas.

INVESTIGACIÓN MÉDICA: Una prueba hecha con pacientes sometidos a la cateterización cardiaca demostró que la manzanilla no tenía ningún efecto en la función del corazón, pero sí puso a dormir al ochenta por ciento de los pacientes después de haber tomado una infusión hecha de la hierba. Un estudio hecho con ratas determinó que una de las sustancias más activas en la manzanilla era el bisabololo, un compuesto que suprime la formación de úlceras inducidas químicamente. Otro estudio realizado con ratones evaluó la actividad antiinflamatoria de un extracto de manzanilla. Las orejas de los animales fueron tratadas químicamente para inducir la inflamación, y luego se les hizo una aplicación local del extracto. Se mostró que el extracto de manzanilla redujo la inflamación casi al nivel obtenido con los esteroides antiinflamatorios.

Menta
Nombre botánico: *Menta piperita*

OTROS NOMBRES COMUNES: hierbabuena; hortela; menta montaña; peppermint; yerbabuena

ÁREAS DE CRECIMIENTO: Se cree que originó en el Cercano Oriente. Crece en todas las regiones tropicales.

DESCRIPCIÓN FÍSICA: La menta, una planta perenne, crece hasta una altura de setenta centímetros. Tiene un tallo cuadrado y hojas de bordes serrados. En el verano produce una flor de tono violáceo delicado. También produce rizomas, que se usan para cultivar más plantas.

USOS TRADICIONALES: La menta se usa ampliamente en la medicina tradicional para facilitar la digestión. Tal uso tiene un largo historial que data de la era romana. Según los historiadores, también se usó en el mundo antiguo para evitar que la leche se cortara. En la práctica herbolaria moderna, la menta se usa para tratar el cólico, la indigestión y los resfríos, al igual que las pequeñas heridas y quemaduras. Algunos expertos dicen que las mujeres la usan para promover el flujo de la menstruación. Entre los hispanos, el otro miembro de la familia de la menta que se usa es la *hierbabuena puntiaguda* o la *menta verde*. Ésta se usa como remedio casero para tratar el cólico, la diarrea y las infecciones del conducto respiratorio superior. Los mexicanos usan varios tipos de menta para tratar la enfermedad infantil conocida como *empacho* o *intestino bloqueado* u obstruido. La Comisión E Alemana dice que la hoja y el aceite de la menta son las sustancias de la planta que se consideran aceptables para los seres humano. La Comisión E Alemana también dice que las hojas de la menta actúan como antiespasmódicos en los músculos tersos del aparato digestivo, y que además son útiles como colagogos. La Comisión E Alemana divulgó también que el aceite de la menta, obtenido del tallo de la planta por un proceso de des-tilación, se usa para tratar las molestias del conducto gastrointestinal superior y los conductos biliares, como además el catarro y la inflamación de las membranas mucosas bucales.

DISPONIBILIDAD Y DOSIS: La menta está disponible como un aceite y en hojas en las tiendas de productos dedicados a la salud y en las botánicas. El aceite esencial también está disponible en píldoras con cubiertas entéricas. La Comisión E Alemana recomienda una dosis de seis a doce gotas por día de menta para uso interno, ó 0,6 mililitros diarios en cápsulas de cubierta entérica para el colon irritable. Para la inhalación, se recomiendan de tres a cuatro gotas del aceite esencial en agua caliente. Sin embargo, otros expertos dicen que no existe un acuerdo general para el uso interno del aceite y no recomiendan ese uso. Se puede hacer una infusión vertiendo media taza de agua hirviendo sobre una cucharadita de la hierba seca en polvo. La menta también está disponible en bolsitas, ya sea por sí sola o en combinación con otras hierbas. El mentol, el mayor componente del aceite de la menta, se usa en pastillas o tabletas, en rociadores y otros remedios para el catarro y la tos. El mentol está disponible también en cremas y ungüentos cutáneos para uso externo como analgésico.

CONTRAINDICACIONES: La Comisión E Alemana dice que el aceite de la menta no debería usarse sin la autorización de un médico por individuos con obstrucciones de la vesícula biliar, con cálculos biliarios o con una enfermedad hepática aguda. La Comisión E Alemana sugiere la misma cautela para las hojas de menta en los casos de cálculos biliarios. Los expertos también les sugieren cautela a las mujeres embarazadas que usan infusiones fuertes de menta, sin duda alguna por su fama como estimulante de la menstruación.

PRECAUCIONES ESPECIALES: Consulte con su médico antes de comenzar cualquier uso de una sustancia etno-botánica con fines medicinales. Según informes, la menta y el mentol han causado reacciones alérgicas en algunos adultos y niños; a éstos a veces se les hacen padecer de reflejos de náuseas. Los médicos también recomiendan cautela cuando se trata de aplicar el aceite de menta o productos que la contienen sobre la piel irritada. La enciclopedia farmacológica *Physician's Desk Reference for Herbal Medicines* dice que las dosis de mentol tan bajas como de dos gramos pueden ser mortales, aunque algunos sobreviven dosis tan altas como de nueve gramos.

INVESTIGACIÓN MÉDICA: La menta y el mentol han sido objeto de múltiples estudios por parte de los investigadores médicos. En algunos estudios, se ha descubierto que la menta tiene un efecto antiviral, lo que pudiera explicar su utilidad como un remedio para el catarro. Como se ha indicado, se dice también que la menta actúa como un antiespasmódico en ciertos músculos suaves del conducto gastrointestinal, un efecto que los investigadores creen que emana de la manera en que interfiere con el flujo del calcio dentro de las células musculares. Otros estudios han demostrado que el mentol ayuda a disolver los cálculos biliares.

Mozote

Nombre botánico: *Triumfetta semitriloba*

OTROS NOMBRES COMUNES: burr bush; mozote de caballo; pega-pega

ÁREAS DE CRECIMIENTO: Natural de la América Central, el Caribe y partes de la América del Sur.

DESCRIPCIÓN FÍSICA: El mozote es un arbusto que crece hasta casi un metro de altura. Por lo general, sus hojas son de tres lóbulos y dentadas. Produce una flor amarilla, y los lados inferiores de las hojas son velludos.

USOS TRADICIONALES: En Costa Rica el mozote se usa como un tratamiento para los catarros y la diarrea. Según Julia Morton, los mexicanos usan un cocimiento de la raíz para tratar las enfermedades venéreas, al igual que los trastornos renales y hepáticos. Mientras que en el Yucatán se toma un cocimiento de la hoja, más astringente, para tratar las hemorroides y la leucorrea.

DISPONIBILIDAD Y DOSIS: Disponible en los Estados Unidos y en la América Central por correo. No hay información sobre las dosis.

CONTRAINDICACIONES: Debe ser evitado por las mujeres embarazadas.

PRECAUCIONES ESPECIALES: Consulte con su médico antes de comenzar cualquier uso de una sustancia etnobotánica con fines medicinales.

INVESTIGACIÓN MÉDICA: No hay ninguna anotación al respecto.

Muira puama
Nombre botánico: *Ptychopetalum olacoides*

OTROS NOMBRES COMUNES: marapama; marapuama; potency wood; potenzholz

ÁREAS DE CRECIMIENTO: Natural del Amazonas, sobre todo en el Amazonas brasileño.

DESCRIPCIÓN FÍSICA: Es un arbusto que crece hasta cinco metros de altura y produce una pequeña flor blanca con una fragancia parecida a la del jazmín.

USOS TRADICIONALES: Basándose en sus extensos viajes y observaciones en la América del Sur, Richard Schultes dice que la *Muira puama* se usa para tratar los trastornos neuro-musculares y gastrointestinales, la calvicie, el reumatismo, el asma y los problemas cardíacos. Se usa un baño hecho de la raíz para tratar la parálisis. Sin embargo, su uso principal es como un tónico afrodisíaco en el Amazonas. James Duke también dice que el medicamento tiene un historial de largo uso en el Brasil como afrodisíaco y estimulante de los nervios. La Comisión E Alemana ha notado que mientras la *Muira puama* se usa para evitar los problemas sexuales y es un afrodisíaco, su eficacia no ha sido documentada y su uso no está aprobado. Sin embargo, un extracto de la *Muira puama* ha sido comercializado en Europa bajo las marcas Herbal v-Y y Herbal v-X para tratar la impotencia en los hombres y los problemas sexuales en las mujeres.

DISPONIBILIDAD Y DOSIS: Está disponible en polvo de corteza y como un extracto líquido concentrado. Las fórmulas herbolarias en tabletas ya estaban disponibles en Europa a fines de los años 90.

CONTRAINDICACIONES: Se dice estar contraindicada para personas que estén tomando inhibidores MAO.

PRECAUCIONES ESPECIALES: Consulte con su médico antes de comenzar cualquier uso de una sustancia etnobotánica con fines medicinales. La *Muira puama* no se debe tomar durante el embarazo o la lactancia.

INVESTIGACIÓN MÉDICA: Investigadores en Francia han informado haber usado preparaciones herbolarias de la *Muira puama* por más de una década entre cien pacientes impotentes, de los cuales más del sesenta por ciento expresaron una notable mejoría en sus vidas sexuales después de un mes de uso.

Orégano

Nombre botánico: *Lippia graveolens; Origanum vulgare*

OTROS NOMBRES COMUNES: hierba dulce; mejorana silvestre; orégano castillo; wild marjoram

ÁREAS DE CRECIMIENTO: Crece en temperaturas templadas y en las regiones tropicales.

DESCRIPCIÓN FÍSICA: Es un arbusto que crece hasta dos metros de altura y que tiene flores aromáticas.

USOS TRADICIONALES: Existen casi cuarenta plantas diferentes conocidas por el nombre de *orégano*. La *Lippia graveolens* y las plantas relacionadas a ella se conocen como sazonadores de alimentos. Pero el orégano tiene además un largo historial de uso como una planta medicinal. Los chinos usaron el orégano desde los tiempos antiguos para tratar la fiebre, la diarrea y los vómitos. Entre los mexicanos, el *Monarda menthaefolia* es una especie de orégano mencionado en una investigación por figurar entre las diez primeras plantas medicinales de su cultura para tratar los síntomas de los resfríos y catarros, al igual que la tos, la dolencia en la garganta y la congestión. Basado en el trabajo de campo hecho en Belice, Ballick y Arvigo descubrieron que el orégano se toma como una infusión para tratar las infecciones del tracto respiratorio superior, inducir la menstruación y, cuando se toma una semana después de dar a luz como cocimiento de hoja, para ayudar a la mujer a expulsar la placenta retenida. Se dice que una solución de la hoja hervida es un buen lavado para las heridas y las quemaduras.

DISPONIBILIDAD Y DOSIS: El orégano está ampliamente disponible en los supermercados y las tiendas de comestibles. También está disponible el aceite esencial derivado de la planta, aunque los herbolarios sugieren que no se debería ingerir. Algunos expertos recomiendan una infusión hecha con agua hirviendo y hasta tres cucharaditas de la hierba, o media taza de hojas frescas, hasta tres veces por día para tratar el resfrío.

CONTRAINDICACIONES: Las mujeres embarazadas no deberían usar cantidades medicinales de orégano porque tiene un historial de uso como un estimulante uterino. Algunos expertos dicen que el orégano puede interferir con la absorción del hierro de aquéllos que lo toman.

PRECAUCIONES ESPECIALES: Consulte con su médico antes de comenzar cualquier uso de una sustancia etnobotánica con fines medicinales. Los expertos sugieren que a los niños menores de dos años no se les debería dar cantidades medicinales de orégano. También puede producir reacciones alérgicas y malestar gastrointestinal.

INVESTIGACIÓN MÉDICA: En un estudio australiano mostró que el orégano detiene el crecimiento de once tipos diferentes de microbios.

Ortiga
Nombre botánico: *Urtica dioica*

OTROS NOMBRES COMUNES: big string nettle; common nettle; nettle; ortiga común; ortiga cuerda grande; ortiga punzante; stinging nettle

ÁREAS DE CRECIMIENTO: En todas las regiones templadas.

DESCRIPCIÓN FÍSICA: Es un arbusto perenne que puede crecer hasta dos metros de altura. Sus hojas son de forma triangular y cubiertas de picos. Produce una flor que va del blanco al amarillo. Los pelos en las hojas y los tallos pueden picar, de ahí la razón de su nombre.

USOS TRADICIONALES: El mayor interés actual en el uso de la ortiga se concentra en el tratamiento de la *hiperplasia prostética benigna* (HPB) o glándula prostática agrandada, una condición común en hombres mayores de cincuenta años. Se usa en combinación con otra hierba, el saw *palmetto,* para la salud de la próstata. Pero a través del tiempo, la ortiga ha tenido varios usos medicinales. El reconocido médico de la Grecia antigua, Pedáneo Dioscórides, los enumera en su famoso libro de remedios herbolarios como un tratamiento para la hemorragia nasal. Los griegos antiguos la usaron para tratar la tos y la artritis. Tiene un historial de uso como un astringente, para tratar condiciones de la piel y como remedio para la calvicie. También se usó para promover el parto y para parar la hemorragia uterina. Se usa como diurético y como una terapia para el reumatismo y las inflamaciones del tracto urinario.

DISPONIBILIDAD Y DOSIS: La ortiga está disponible en cápsulas, como un extracto, polvo, o una tintura hecha de la raíz y de la hoja. Las dosis pueden variar y pueden ir desde el uso recomendado de tomar una cápsula de cien miligramos por día hasta un total de 300 miligramos. Una infusión hecha de ortiga se puede hacer hasta con dos cucharadas por taza, dos veces al día. La Comisión E Alemana recomienda dosis entre ocho y diez gramos de la hierba y de la hoja por día, y de cuatro a seis miligramos de la raíz. También está disponible como un elemento en las preparaciones herbolarias.

CONTRAINDICACIONES: La Comisión E Alemana dice que no se conoce ninguna contraindicación. Sin embargo, algunos farmacéuticos dicen que la ortiga está contraindicada en las mujeres embarazadas por ser un estimulante de las contracciones uterinas. Las mujeres lactantes también deberían evitar su uso.

PRECAUCIONES ESPECIALES: Consulte con su médico antes de comenzar cualquier uso de una sustancia etnobotánica con fines medicinales. Se sabe que el uso interno de la ortiga causa el malestar gastrointestinal ocasional. Los vellos en la planta contienen químicos que pueden irritar la piel.

INVESTIGACIÓN MÉDICA: Según la Comisión E Alemana, la ortiga no parece reducir la inflamación de la glándula prostática en los seres humanos, sino que, por lo contrario, aumenta el flujo y el volumen de la orina. Sin embargo, algunas investigaciones realizadas en Alemania han indicado que la ortiga detiene la hiperplasia prostática en los ratones. En los experimentos alemanes, se trataron las próstatas de los ratones para crear hiperplasia prostática, y se probaron cinco preparaciones de extracto de la raíz punzante de ortiga, cada una preparada con un método diferente de extracción líquida. El experimento mostró que los extractos de etanol y de agua tuvieron el mayor efecto en la inhibición del crecimiento de las glándulas prostáticas de los ratones.

Papaya

Nombre botánico: *Carica papaya*

OTROS NOMBRES COMUNES: árbol de melón; fruta bomba; melon tree; papaya real; paw-paw; put

ÁREAS DE CRECIMIENTO: Natural de México y la América Central. Se cultiva en el Caribe y en el Asia, así como en otras regiones tropicales.

DESCRIPCIÓN FÍSICA: La papaya es un árbol con una corteza gruesa que puede crecer hasta siete metros de altura. Sus hojas son lobuladas, pueden crecer hasta setenta centímetros de ancho y semejan a las de un roble o encina. El árbol de papaya produce una fruta grande ovalada (de hasta cinco gramos de peso) que cuelga del tronco. La pulpa amarillenta es dulce. De su tallo, las hojas y la fruta obtiene una sustancia tipo látex.

USOS TRADICIONALES: Durante siglos, los caribeños han conocido la capacidad de la papaya de ablandar la carne, y aún en la actualidad las hojas se siguen usando con ese fin. Esta característica se les atribuye a ciertas enzimas, en especial la papaína que se encuentra en el látex de la papaya sin madurar, y que ayuda a disolver la proteína. En la medicina tradicional, la papaya se ha usado para ayudar en la digestión, sobretodo porque la papaína actúa de manera similar en los jugos pépticos de los seres humanos. En Belice, según dicen Balick y Arvigo, la planta se usa para ayudar en la curación de heridas e infecciones, mientras que la fruta verde—cuando se cocina y se come—ayuda en la eliminación de los parásitos intestinales. Los mismos investigadores dicen que una mujer había usado las semillas de las papayas asadas y molidas en una fórmula para la contracepción.

DISPONIBILIDAD Y DOSIS: La papaya está disponible ampliamente en los Estados Unidos en fruterías y almacenes de comestibles. La enzima de la papaya también está disponible en tabletas. Las dosis pueden variar, aunque algunos herbolarios recomiendan usar una infusión hecha con una a dos cucharaditas de hojas secas de papaya antes de las comidas como un ayudante de la digestión.

CONTRAINDICACIONES: Las mujeres embarazadas no deberían usar cantidades medicinales de papaya porque tiene un historial de uso como un estimulante uterino. Las mujeres lactantes tampoco deberían usarla.

PRECAUCIONES ESPECIALES: Consulte con su médico antes de comenzar cualquier uso de una sustancia etnobotánica con fines medicinales. Según los expertos, el uso excesivo de la papaya podría provocar molestias gástricas, reacciones alérgicas, y posiblemente perforaciones del esófago. También puede actuar como purgante si se ingiere mucho. La ingestión de la papaína por parte de los perros se vincula a los defectos de nacimiento entre ellos. Se ha demostrado que un extracto de la fruta afecta la actividad cardiaca de los seres humanos.

INVESTIGACIÓN MÉDICA: Según Balick y Arvigo, se han hecho varios estudios que muestran que la papaya tiene capacidades antibacteriales y antifungales. Ellos también dicen que un estudio realizado en el 1947 se mostró que un extracto de agua de la fruta de la papaya funcionó como un calmante cardíaco entre los seres humanos. Dice Fetrow y Ávila que las pruebas clínicas humanas indican que con la papaya se puede tratar la inflamación causada por una interrupción quirúrgica o un accidente, y que se puede usar para aliviar el edema postoperatorio en casos de cirugía de la cabeza y el cuello.

Pasionaria
Nombre botánico: *Passiflora incarnata*

OTROS NOMBRES COMUNES: flor de la pasión; maracayá; maracujá; maracuya; maypop; passion flower

ÁREAS DE CRECIMIENTO: Natural de Centro y Sur América, y partes del sur de los Estados Unidos. Se cultiva en Europa y la América del Norte.

DESCRIPCIÓN FÍSICA: Es una enredadera trepadora que puede crecer hasta cerca de diez metros de largo. La pasionaria tiene una hoja de tres lóbulos parecidos a un tridente. Su flor es diferente y tiene cinco estambres.

USOS TRADICIONALES: Según la leyenda, después de que los españoles conquistaran a los incas, un cura en busca de una señal divina de que la acción de España era la correcta, vio una flor en una vid en los Andes que simbolizaba la crucifixión de Jesucristo. Los cinco estambres de la flor vienen a ser las estigmas que Jesucristo recibió en la Santa Cruz, y sus tres estilos representan los tres clavos usados en la Crucifixión. Después de su descubrimiento por el cura, la pasionaria se exportó a Europa como una infusión, y se usaba como un sedativo. En los Estados Unidos se usó como un sedativo, y para tratar el insomnio, la ansiedad y el pánico. Los expertos también dicen que se usa para relajar los músculos y aliviar el malestar de la menstruación. Al reducir la ansiedad, la pasionaria podría tener otros efectos co-laterales en el cuerpo, como el de bajar la hipertensión. Mientras que la pasionaria fue considerada un sedativo por muchos años en los Estados Unidos, se informó que en el 1978 la Administración de Fármacos y Alimentos de los Estados Unidos la retiró de la lista de hierbas que son por lo general consideradas seguras porque no se había comprobado su eficacia como una ayuda para dormir. Sin embargo, en Europa está considera segura y útil en el tratamiento de la inquietud nerviosa.

DISPONIBILIDAD Y DOSIS: Está disponible como una hierba seca, extracto líquido y tintura. Las dosis varían. Algunos herbolarios recomiendan dosis para las infusiones hechas con pasionaria que van desde los 0,5 gramos hasta los 2,5 gramos de la hierba en agua hirviendo, hasta tres veces por día. La Comisión E Alemana recomienda de cuatro a ocho gramos en una preparación. Los expertos en hierbas recomiendan una cucharadita de hojas trituradas, en una taza de agua hirviendo por casi diez minutos, para ayudar con el insomnio.

CONTRAINDICACIONES: Se ha informado que en Noruega algunos pacientes ingresados en el hospital en distintos estados de conciencia, habían tomado un remedio para el insomnio derivado de la pasionaria. Se pensó que el producto pudo haber interactuado con otros fármacos y así provocó un efecto intoxificante. Algunos expertos también creen que es contraindicada para las mujeres embarazadas y lactantes.

PRECAUCIONES ESPECIALES: Consulte con su médico antes de comenzar cualquier uso de una sustancia etnobotánica con fines medicinales. Puesto que la pasionaria parece actuar en el sistema nervioso central, podría interactuar con otros sedativos. También podría contener un estimulante uterino.

INVESTIGACIÓN MÉDICA: Una serie de experimentos con ratones que recibieron inyecciones de extractos de pasionaria han mostrado que la planta contiene químicos que actúan como un sedativo del sistema nervioso central. En un estudio francés, los ratones mostraron actividad reducida cuando fueron tratados con un extracto de agua. Además, el extracto hizo que los ratones se durmieran cuando se seguía con una dosis de finobarbitol. Pero el poder del sedativo parecía depender del solvente utilizado para preparar el extracto. Por ejemplo, cuando un extracto fue preparado con un agente de agua y alcohol, los ratones parecían mostrar más actividad, no menos. Otros estudios con roedores muestran la actividad general sedativa en el extracto de la flor de pasionaria, incluyendo un caso en donde las ratas mostraron una disminución de la actividad cuando se mantuvieron por un período de tres semanas basándose en dosis bucales de flor de pasionaria.

Pau d'arco

Nombre botánico: *Tabebuia impetiginosa*

OTROS NOMBRES COMUNES: arbusto atrompetado; lapacho; lapachol; palo de arco; trumpet bush

ÁREAS DE CRECIMIENTO: Natural de Centro y Sur América.

DESCRIPCIÓN FÍSICA: Es un árbol siempre verde, grande y floreciente que puede alcanzar hasta cincuenta metros de altura. El árbol produce una gran flor violácea. La madera durable del árbol es preferida por los taladores o leñeros en la región amazónica, según explican los defensores del medio ambiente. También existe preocupación por la cosecha de la corteza interior del árbol, destinada a la producción de la medicina casera.

USOS TRADICIONALES: La historia del pau d'arco como una planta medicinal ha sido controversial. En la medicina casera, el lapachol se obtiene de la corteza interior del árbol, y en la América Latina se ha usado en el tratamiento de los resfríos, la influenza, la artritis, el reumatismo, la sífilis y el cáncer. Se ha usado también para tratar trastornos del sistema inmunológico, tal como la soriasis. Debido a que en algunas culturas el uso tradicional de pau d'arco ha sido contra el cáncer, ha recibido gran atención y publicidad como una posible cura del mal. Pero a pesar de la fanfarria, la prueba de los extractos de la planta no pudo confirmar—según algunos expertos y funcionarios del gobierno estadounidense—el uso del lapachol como un tratamiento eficaz para el cáncer. Los pacientes del SIDA también buscan un tratamiento alternativo en el pau d'arco, seguramente porque tiene fama de ser un remedio para los trastornos del sistema inmunológico.

DISPONIBILIDAD Y DOSIS: El pau d'arco está disponible en cápsulas, tabletas, extractos y como una infusión. La corteza se vende en polvo. Las dosis pueden variar, y van desde una a cuatro cápsulas por día durante una semana. Algunos proveedores recomiendan 300 miligramos del polvo de la corteza del árbol tres veces al día. También se hace una infusión con el pau d'arco, hirviendo la corteza en agua de ocho a diez minutos.

CONTRAINDICACIONES: El pau d'arco contiene sustancias que los investigadores creen que pueden provocar problemas con la coagulación, lo que pone en duda el uso de la planta por aquéllos que padecen de problemas debido a la coagulación o que toman anticoagulantes. Los expertos recomiendan que las mujeres embarazadas y lactantes deben evitar el uso de la hierba.

PRECAUCIONES ESPECIALES: Consulte con su médico antes de comenzar cualquier uso de una sustancia etnobotánica con fines medicinales. Ciertas sustancias en el pau d'arco representan un peligro de toxicidad en los seres humanos. Fetrow y Ávila recomiendan que el pau d'arco no se use debido al problema de la toxicidad.

INVESTIGACIÓN MÉDICA: Durante la década de los años 60, después de haberse ganado la fama de ser un tratamiento casero contra el cáncer, el lapachol fue sometido a pruebas clínicas por el Instituto Nacional del Cáncer de los Estados Unidos. Sin embargo, en el año 1974, el INC lo dejó de lado después de no dar resultados significativos que fueran superiores a sus serios efectos secundarios. La experiencia negativa del INC aparentemente no detuvo a otros de experimentar con el lapachol como una terapia contra el cáncer. Existen informes en otros países que han mostrado resultados beneficiosos. Mientras que los experimentos contra el cáncer en los Estados Unidos no han sido buenos, el lapachol parece rendir mejores resultados con experimentos enfocados en comprobar su utilidad como un agente antisoriático y antiinflamatorio. En un experimento en el Brasil, se mostró que el lapachol tiene una significativa acción antiinflamatoria, disminuyendo hasta un 85 por ciento de la inflamación en los roedores, dependiendo de las dosis. Los resultados de otro experimento publicado en el 1999 mostró que los compuestos de lapachol detuvieron el crecimiento de los keratinocitos, las células relacionadas con la soriasis.

Pedra hume caa

Nombre botánico: *Myrcia salycifolia*

OTROS NOMBRES COMUNES: insulina vegetal

ÁREAS DE CRECIMIENTO: Natural de la América del Sur y de las Antillas.

DESCRIPCIÓN FÍSICA: Arbusto con pequeñas hojas verdes y grandes flores de color naranja rojizo.

USOS TRADICIONALES: En el Amazonas, los investigadores descubrieron que los indios la usaban como un tratamiento para la diarrea aguda, y como un astringente y emético. Se ha usado también para tratar la diabetes.

DISPONIBILIDAD Y DOSIS: Está disponible en los Estados Unidos como hoja cortada y tamizada. Las dosis varían. Los herbolarios recomiendan una media taza de infusión de hoja dos o tres veces al día.

CONTRAINDICACIONES: Los diabéticos corren el riesgo de la hipoglucemia.

PRECAUCIONES ESPECIALES: Consulte con su médico antes de comenzar cualquier uso de una sustancia etnobotánica con fines medicinales.

INVESTIGACIÓN MÉDICA: Las investigaciones han demostrado que tiene un efecto inhibidor en los niveles de suero glucosa en los roedores diabéticos. Un experimento en el que se involucraba la alimentación de ratas durante tres semanas con un extracto de *Myricia uniflora,* mejoró el metabolismo de los compuestos de glucosa. Sin embargo, otro estudio no encontró ningún efecto beneficioso.

Picão preto
Nombre botánico: *Bidens pilosa*

OTROS NOMBRES COMUNES: Black Jack; escobilla de caléndula; mozote; ortiga española; pequeño roble; picán negro; picán prieto; Spanish nettle

ÁREAS DE CRECIMIENTO: Natural de la América del Sur, el África y el Caribe.

DESCRIPCIÓN FÍSICA: Pequeña hierba anual que crece hasta una altura de casi un metro. Tiene una pequeña flor amarilla.

USOS TRADICIONALES: Se dice que se usa en el Amazonas peruano contra varias enfermedades, entre ellas la angina, la disentería y los parásitos. Según Leslie Taylor, también se usa en el Perú como un diurético y antiinflamatorio, para acelerar el parto y como un tratamiento para la hepatitis. En el Brasil se usa para tratar la hepatitis y la malaria.

DISPONIBILIDAD Y DOSIS: En los Estados Unidos está disponible en polvo. Las dosis varían. Los herbolarios recomiendan media taza de un cocimiento una a tres veces por día.

CONTRAINDICACIONES: Ya que se usa como un estimulante uterino, debería ser evitado por las mujeres embarazadas.

PRECAUCIONES ESPECIALES: Consulte con su médico antes de comenzar cualquier uso de una sustancia etnobotánica con fines medicinales. Investigadores brasileños dicen que el uso de la *Bidens pilosa* debe detenerse hasta que se clarifique la toxicidad de la planta, porque podría estar relacionado con el cáncer del esófago.

INVESTIGACIÓN MÉDICA: El extracto de la *Bidens pilosa* fue uno de los 54 analizados en un experimento de actividad antibacterial en Sudáfrica. Se usaron cinco tipos de bacteria en el estudio, incluyendo la *E. coli* y dos tipos de estafilococos. La bacteria fue colocada en vasos Petri esterilizados, se introdujeron los extractos y se determinó la actividad antibacterial por el tamaño de la zona de inhibición o el espacio claro donde el organismo no creció. Se mostró que el extracto de la *Bidens pilosa* tenía una de las actividades antibacteriales más altas contra los estafilococos, pero no contra la *E. coli*. Los investigadores concluyeron que los resultados tienden a apoyar los usos medicinales tradicionales de la planta.

Ratania

Nombre botánico: *Krameria triandra*

OTROS NOMBRES COMUNES: mapato; pumacuchu; raíz para; ratania peruana; rhatany

ÁREAS DE CRECIMIENTO: Laderas occidentales andinas del Perú, el Ecuador y Bolivia, a altitudes de hasta tres mil metros.

DESCRIPCIÓN FÍSICA: Arbusto siempre verde que crece a un metro de altura y produce una flor roja grande. Su raíz, que se usa medicinalmente, es profunda.

USOS TRADICIONALES: El uso tradicional mayor de la ratania es como un astringente y para los trastornos gastrointestinales. Se dice también que ha sido usada por los indígenas como un preservativo dental. Los herboristas dicen que es útil como enjuague bucal, y para tratar la garganta dolorida y las llagas en la boca. La Comisión E Alemana dice que se usa como un tratamiento para las inflamaciones en la mucosa bucal y faringeal. Sus principales ingredientes activos son los taninos.

DISPONIBILIDAD Y DOSIS: La Comisión E Alemana recomienda aproximadamente un gramo de polvo de raíz en una taza de agua como un cocimiento de cinco a diez gotas de tintura de ratania en un vaso de agua tres veces al día.

CONTRAINDICACIONES: Fetrow y Ávila dicen que la ratania es contraindicada para las personas sensitivas a las sustancias en la planta.

PRECAUCIONES ESPECIALES: Consulte con su médico antes de comenzar cualquier uso de una sustancia etnobotánica con fines medicinales. Ferrow y Ávila advierten que los productos que contienen el ácido tánico son por lo general son vistos no seguros e ineficaces, y que su uso frecuente puede comprometer las membranas mucosas de forma tóxica. La Comisión E Alemana dice que las reacciones alérgicas de las membranas mucosas pueden presentarse en casos raros.

INVESTIGACIÓN MÉDICA: No hay ninguna anotación al respecto.

Romero
Nombre botánico: *Rosemarinus officinalis*

OTROS NOMBRES COMUNES: compass plant; el viejo; old man; planta compás; rosemarino; rosemary

ÁREAS DE CRECIMIENTO: Natural de la Europa austral. Crece también en los Estados Unidos, México, Centro y Sur América.

DESCRIPCIÓN FÍSICA: Arbusto siempre verde perenne y muy aromático. Crece de uno a dos metros de altura. Tiene hojas verdes estrechas que semejan espinas de pino.

USOS TRADICIONALES: Hierba útil en la cocina, el romero tiene un largo historial en la leyenda y la sabiduría. En los tiempos antiguos se pensaba que podía mejorar la memoria, tanto así que los estudiantes lo quemaban en las casas antes de los exámenes, o lo usaban en guirnaldas. Se usaba para preservar las carnes en los tiempos previos a la refrigeración, y se convirtió en un símbolo de recordación durante los funerales. En la obra de teatro shakespeareana *Hamlet,* el personaje de Ofelia le dice al rey: "Hay romero, eso es para recordar. Ruega, amor, recuerda". En el folclor europeo se le consideraba un ahuyentador de los malos sueños, y era también símbolo de amor. Dice la leyenda que la reina (santa) Isabel de Hungría en el siglo XIII se curó del reumatismo después de bañar sus extremidades en un cocimiento de vino con romero. Medicinalmente, el romero se ha usado como astringente, antiinflamatorio y antiséptico, como también en calidad de abortificiente, emenagogo y tónico. En partes de la América Central, el romero se ha usado para los problemas nerviosos, limpiar heridas y úlceras cutáneas, aliviar los dolores de cabeza y lavar el cabello. Una encuesta entre mexicanos mostró que el romero está entre las primeras diez hierbas enumeradas por su uso medicinal, en gran parte para resolver a los trastornos menstruales y digestivos.

DISPONIBILIDAD Y DOSIS: El romero se puede comprar como una hierba en los supermercados y otros negocios de comestibles. También está disponible como una infusión y aceite esencial. Algunos herbolarios recomiendan que el aceite esencial se use externamente o en un esparcidor para impregnar la atmósfera. Los herbolarios recomiendan que se hierva una infusión con hasta cuatro gramos de la hoja, y que se beba hasta tres veces por día.

CONTRAINDICACIONES: El romero no debería ser tomado en cantidades medicinales por las mujeres embarazadas o lactantes.

PRECAUCIONES ESPECIALES: Consulte con su médico antes de comenzar cualquier uso de una sustancia etnobotánica con fines medicinales. Mientras que el aceite esencial sin diluir tiene un historial de ser ingerido, varios expertos creen que no debería consumirse porque puede llevar a trastornos estomacales u otros de tipo gastrointestinal. Los expertos alemanes, sin embargo, han aprobado el uso

interno del romero para tratar la indigestión y el reumatismo.

INVESTIGACIÓN MÉDICA: El aceite esencial del romero fue
catalogado por los investigadores europeos entre un
grupo de espasmódicos potentes.

Ruda

Nombre botánico: *Ruta graveolens*

OTROS NOMBRES COMUNES: arruda; garden rue; German rue; ruda alemana; ruda de jardín; ruda fétida; rue; ruta

ÁREAS DE CRECIMIENTO: Natural de Europa. Crece ampliamente por toda la América Latina.

DESCRIPCIÓN FÍSICA: Es un arbusto pequeño erecto y que crece hasta una altura de un metro. Los tallos de la planta son de color verde pálido y parecen estar cubiertos de glándulas oleosas. Produce pequeñas flores amarillas y su fruta contiene la rutina, el aceite volátil que le da su sabor amargo.

USOS TRADICIONALES: En los tiempos antiguos, la ruda se consideraba un importante remedio. El médico romano Cayo Plinio Segundo la menciona más de ochenta veces, pero su fama ha disminuido porque puede ser tóxica. Aún así, se sabe que se usa en varias culturas como una bebida, y en Costa Rica se usa como un antiespasmódico, emenagogo, abortifaciente, emético, desinfectante, diurético y como un tratamiento para la epilepsia y los gusanos. También se usa para acelerar el parto. El agua de ruda se usa como un insecticida y repelente de moscas. Se usa como un linimento en los músculos doloridos. Los hispanos en los Estados Unidos suelen usar la ruda para tratar el *empacho* y el mal de ojo. Los curanderos usan la ruda como parte de sus limpias o limpiezas espirituales rituales. A veces se usa en los amuletos.

DISPONIBILIDAD Y DOSIS: Está disponible por correspondencia como una hierba seca y como extracto líquido. Las dosis varían.

CONTRAINDICACIONES: Como la ruda puede provocar abortos y contracciones uterinas, y puede actuar como un emenagogo, no debería ser usada por las mujeres embarazadas y lactantes.

PRECAUCIONES ESPECIALES: Consulte con su médico antes de comenzar cualquier uso de una sustancia etnobotánica con fines medicinales. A pesar de su uso generalizado, la ruda es una de las plantas más peligrosas usadas medicinalmente. Está reconocida como un abortifaciente y por provocar irritación cutánea. Se conoce también por provocar severos trastornos estomacales y vómitos y, según Balick, se han informado de casos en que la mujer ha muerto cuando ha usado la ruda durante un aborto. Dado los varios problemas con los cuales está asociada, la ruda debería ser evitada.

INVESTIGACIÓN MÉDICA: Según Balick y Arvigo, la ruda actúa en los experimentos con animales como un anticonvulsivo, y sus extractos presentan actividades antibacteriales y antituberculosas en los experimentos de laboratorio. En otros experimentos, los extractos de cloroformo de la raíz, tallo y hoja de la planta muestran gran actividad antifertilizante en las ratas.

Sábila

Nombre botánico: *Aloe barbadensis*

NOMBRES COMUNES: áloe; áloe de Barbados; áloe de Zanzíbar; áloe vera; Barbados aloe; Zanzibar aloe

ÁREAS DE CRECIMIENTO: Esta planta perenne está ampliamente disponible como una planta casera en los Estados Unidos. Crece en el trópico, que incluye Centro y Sur América, México, la India y el Cercano Oriente.

DESCRIPCIÓN FÍSICA: Sus hojas son verdes y crecen en forma triangular, disminuyendo hacia la punta, y crecen hasta un largo de cuarenta centímetros o más. La piel es dura y cubierta a los lados con espinas cortas que le dan a las hojas la apariencia de serruchos. Las flores producidas por la planta son amarillas.

USOS TRADICIONALES: Entre todas las hierbas usadas como medicina por los hispanos, la sábila es probablemente una de las más conocidas. También es un componente para muchos productos de belleza y para la salud, tales como los champús disponibles a la venta en los Estados Unidos. Pero su uso como planta medicinal se remonta en la historia desde las culturas del antiguo Egipto, Grecia y Mesopotamia. Además, se ha convertido en parte del sistema médico hindú tradicional ayuvérdica. En el siglo XIX se hizo parte de la farmacopea estadounidense, y en el siglo XX se plantó comercialmente para el uso medicinal. El uso mayor que se le da a la sábila es como un remedio para las quemaduras menores e irritaciones de la piel por su capacidad antiinflamatoria y para sanar las heridas. Se ha convertido en el producto de rigor de muchas cocinas, donde un pedacito de hoja cortado de una planta y frotado en una quemadura o cortadura puede ofrecer un agradable alivio. La gelatina de la sábila se obtiene del centro de las hojas de la planta. Además de sus usos externos, el zumo de la sábila—derivado de la gelatina—se usa como un remedio casero para el tratamiento del asma. La sábila se usa también en las prácticas medicinales de los hispanos y otros como un poderoso laxante; un látex que se encuentra en la piel interior de la hoja de la planta se usa para ese fin. Una sustancia conocida como la aloína, contenida en la planta, funciona como un estimulante de acción peristáltica en el sistema digestivo, provocando así las contracciones que mueven los residuos de la comida y los sólidos a través del conducto alimenticio. Pero en altas dosis, la aloína funciona como una potente purga, cuyos efectos pueden durar hasta doce horas.

DISPONIBILIDAD Y DOSIS: La sábila está disponible ampliamente como una planta casera. Las cápsulas de extracto seco de sábila o en polvo también están disponibles comercialmente, al igual que el zumo y la gelatina. También forma parte de los champús, las cremas para el cutis y los jabones, como también de algunos pañuelos de papel. Para uso externo, se puede aplicar libremente sobre las heridas y quemaduras. Aunque la sábila está disponible en cápsulas para uso interno como laxante que funciona hasta por diez días, muchos expertos en medicina se oponen a este tipo de práctica sin la participación activa de un médico.

CONTRAINDICACIONES: No debe ser usada por mujeres embarazadas o lactantes, como así mismo por personas con trastornos cardíacos o renales. También está contraindicada para las personas que padecen de obstrucciones intestinales, colitis e inflamación de los intestinos.

PRECAUCIONES ESPECIALES: Consulte con su médico antes de comenzar cualquier uso de una sustancia etnobotánica para propósitos medicinales. Entre algunas personas existe el riesgo de una reacción alérgica a la sábila. Los investigadores también dicen que su uso puede retrasar la cicatrización de heridas profundas, incluyendo aquéllas que resultan de una interrupción quirúrgica. Los potentes efectos purgantes de la sábila, si se ingiere, han motivado a ciertos médicos a advertir de nunca usarla como laxante o de ingerirla con ningún fin.

INVESTIGACIÓN MÉDICA: La revisión de una investigación hecha con animales de laboratorio sobre los aspectos antifértiles de ciertas plantas medicinales muestra que la sábila es digna de atención. En una prueba, se mostró que el extracto de la hoja de sábila inhibía la habilidad de ovular entre los conejos. Otra prueba encontró que entre las ratas de laboratorio, el extracto de sábila actuaba como un abortifaciente al interferir con la habilidad de los huevos de implantarse exitosamente dentro del útero. Numerosas pruebas han demostrado la habilidad de la sábila de ayudar a sanar las heridas, a disminuir la inflamación y a aliviar el dolor. En un estudio realizado en México, se inyectó musgo de Irlanda en las patas de ratas de laboratorio; esta sustancia causa la inflamación de la pata, una condición conocida como "edema de pata". Los investigadores también inyectaron en las patas de los roedores agua y extractos de cloroformo de gelatina de sábila para probar el efecto antiinflamatorio. El estudió mostró que los extractos disminuyeron la edema de pata, casi tanto como las sustancias antiinflamatorias disponibles comercialmente. Como resultado, los investigadores concluyeron que la gelatina de sábila tiene un potencial antiinflamatorio y una base científica para usarla para ese fin.

Salvia

Nombre botánico: *Salvia officinalis*

OTROS NOMBRES COMUNES: garden sage; meadow sage; sage; salvia de jardín; salvia de pradera; salvia virgen

ÁREAS DE CRECIMIENTO: Natural de la Europa austral. Se cultiva ampliamente por todo el mundo.

DESCRIPCIÓN FÍSICA: Arbusto siempre verde y perenne. Sus hojas son ovaladas, verdes y aterciopeladas. Sus flores, que florecen en el verano, van de blancas a violáceas.

USOS TRADICIONALES: Al igual que muchas hierbas medicinales, la salvia se usa ampliamente en la cocina. También tiene gran fama en el tratamiento de varias condiciones médicas, y su nombre, *salvia,* viene del vocablo latino que significa "que cura". Los historiadores notan también que un dicho medieval de los estudiantes de medicina italianos decía: "¿Por qué debe morir un hombre que cultiva la salvia en su jardín"? Según Michael Castleman, un experto en las hierbas, la salvia se usaba por los antiguos griegos y romanos como un preservativo para la carne, como fortificador de la memoria, para tratar problemas como la epilepsia y las mordeduras de culebras, y para promover el flujo menstrual. En tiempos más modernos, la salvia se ha usado como un antiséptico y un astringente, un tónico digestivo, un antitranspirante, y un método para controlar la menstruación irregular y los trastornos menospaústicos. Se usa una preparación de salvia para hacer gárgaras, tratar úlceras bucales, encías doloridas y la tonsilitis. En Costa Rica, se usa la salvia para las heridas, la artritis, el asma y los trastornos de la glándula prostática. Es también una hierba usada comúnmente entre los mexicanos. En Europa se ha usado para bajar el nivel del azúcar en la sangre de los diabéticos.

DISPONIBILIDAD Y DOSIS: Las hojas secas están disponibles en almacenes de comestibles y en botánicas. También está disponible a través de los abastecedores como un extracto líquido. Las dosis varían de acuerdo al herbolario. Para hacer gárgaras, se recomienda una infusión ligera usando de una a cuatro hojas. Para los trastornos de la menstruación, algunos expertos recomiendan hasta cuatro mililitros de extracto de hoja. La hoja fresca de salvia también se aplica directamente sobre las picaduras o mordidas como un tratamiento.

CONTRAINDICACIONES: Las mujeres embarazadas deberían evitar el uso de la salvia porque la hierba tiene fama de provocar abortos. Los diabéticos también deberían ejercer cautela en el uso de la salvia, porque tiene la capacidad de bajar el nivel de azúcar en la sangre. Fetrow y Ávila recomiendan que se use con cautela por aquéllos que ya toman anticonvulsionantes.

PRECAUCIONES ESPECIALES: Consulte con su médico antes de comenzar cualquier uso de una sustancia etnobotánica con fines medicinales. Aunque tenga un largo historial como una hierba medicinal, la salvia es vista con cautela por algunos médicos, farmaceutas y herbolarios. En su manual profesional de medicina alternativa, Fetrow y Ávila recuerdan que la salvia puede interactuar con los anticonvulsionantes, el disulfirán, la insulina y otras terapias para la diabetes. Michael Castleman, experto en las hierbas, aconseja cautela con el aceite de salvia, que por ser tóxico no debería ser ingerido. Pero Castleman también nota que un químico tóxico contenido en la salvia, la tuya, y que puede provocar convulsiones, es casi eliminado totalmente por el calor de la infusión preparada con las hojas de la planta.

INVESTIGACIÓN MÉDICA: No hay ninguna anotación al respecto.

Sangre de dragón
Nombre botánico: *Croton lechleri*

OTROS NOMBRES COMUNES: becerra; boca de dragón; drago; dragon's blood; sangre de draco; sangre de drago; sangre de grado

ÁREAS DE CRECIMIENTO: En el Perú, el Ecuador y el Brasil.

DESCRIPCIÓN FÍSICA: El árbol tiene hojas en forma de corazón de color lima, y produce una savia roja, lo que le dio lugar a su nombre de *sangre de dragón*.

USOS TRADICIONALES: Los indios peruanos extraían la savia roja del árbol y la usaban como un astringente para ayudar a sanar las heridas, y también como un baño vaginal antes de dar a luz. En la América Latina se ha usado como una medicina tradicional para la inflamación, el cáncer y las infecciones. Los botánicos y conservacionistas han mostrado su preocupación con respecto al daño que la cosecha de la savia le puede provocar al árbol.

DISPONIBILIDAD Y DOSIS: Disponible como resina líquida, como corteza cortada y tamizada, y como un extracto. Las dosis varían.

CONTRAINDICACIONES: Ninguna ha sido anotada.

PRECAUCIONES ESPECIALES: Consulte con su médico antes de comenzar cualquier uso de una sustancia etnobotánica con fines medicinales. Los investigadores han dado la voz de alarma en cuanto al uso de los extractos de la sangre de dragón que contienen un alto grado de taspina, un alcaloide. Los niveles de taspina pueden variar, dependiendo del país de origen de la planta; la savia obtenida del Ecuador tiene poca cantidad de taspina, pero no así la del Perú, que tiene cantidades mayores.

INVESTIGACIÓN MÉDICA: Algunos estudios han encontrado que la taspina, la cual se encuentra en la savia roja de la sangre de dragón, parece acelerar la curación de las heridas. Pero una investigación posterior, realizada en la Facultad de Farmacología de la Universidad de Londres, Inglaterra (Reino Unido), ha puesto en duda el poder de curación de las heridas de la taspina, sugiriendo en cambio que las responsables podrían ser las sustancias conocidas como *polifenoles*. El mismo estudio británico también examinó la capacidad de la sangre de dragón de matar ciertas células cancerosas y bacterias en los seres humanos. En las pruebas de laboratorio con ejemplos de las células cancerosas bucales humanas, la savia de la sangre de dragón probó ser tóxica para esas células. Además, otros componentes en la savia son los que se consideran valiosos para matar la bacteria, haciendo de la sangre de dragón un elemento beneficioso como antiinfectivo. El laboratorio Shaman Pharmaceuticals, Inc., solicitó una patente para un fármaco derivado de la sangre de dragón llamada Provir, y basada en pruebas recién efectuadas, se comprobó que el 89 por ciento de las 75 personas afectadas con diarrea aguda regresaron a la función normal del intestino después de haber tomado el fármaco. Los datos indican que el Provir actúa al inhibir la secreción de iones de cloruro del revestimiento del intestino pequeño que suele acumular el fluido en ese órgano. Esto permite que el Provir trate la diarrea aguada, a menudo una aflicción de los pacientes con el SIDA. En el 1998 se anunció que las pruebas mostraron que los pacientes del SIDA que usaron el Provir tuvieron una importante reducción en los movimientos intestinales asociados con la diarrea. En el 1999, el laboratorio Shaman comenzó a vender un producto similar bajo la etiqueta SB-Normal Stool Formula, como un suplemento dietético. En el 1977, las pruebas del Virend, un agente antiviral local que el laboratorio Shaman derivó de la sangre de dragón, mostró que el fármaco reducía las lesiones del herpe genital en los pacientes del SIDA. Dice la compañía que daba la impresión de que el Virend se una al virus del herpe y previene que se une a las células del anfitrión. Se planearon más pruebas en el futuro.

Tomillo
Nombre botánico: *Thymus vulgaris*

OTROS NOMBRES COMUNES: garden thyme; madre de tomillo; mother of thyme; thyme; tomillo de jardín

ÁREAS DE CRECIMIENTO: Natural de la Europa austral. Se cultiva por todo el mundo.

DESCRIPCIÓN FÍSICA: Es un arbusto aromático con tallos leñosos, hojas pequeñas y flores rosadas.

USOS TRADICIONALES: El tomillo es otro ejemplo de una planta que se ha usado desde hace mucho tiempo para cocinar y con fines medicinales. El sabio romano, Cayo Plinio Segundo dijo que era útil como un tratamiento para los dolores de cabeza y las picaduras de las serpientes, posiblemente por la manera en que el tallo de la planta se parece a una serpiente. En tiempos antiguos se usaba como remedio para la tos, y para tratar los trastornos gastrointestinales y los parásitos intestinales. En el medioevo las mujeres les daban a los caballeros bufandas bordadas con ramitos de tomillo como símbolo de la valentía. Además, los herbolarios de esa época decían que el tomillo inducía el parto. Durante el siglo XVIII, las propiedades antisépticas del tomillo eran bien conocidas, y su aceite, conocido como *timol,* ya se extraía. Se usó ampliamente como un antiséptico hasta la primera guerra mundial, cuando el tomillo comenzó a escasear. Fue reemplazado gradualmente por otros antisépticos. Los herbolarios usan el tomillo como un antiséptico, expectorante, aceite para masajes, fricciones del pecho y antibiótico. En Costa Rica la hierba se usa para combatir los parásitos intestinales y para tratar verrugas, diarrea, dolores de muelas, tos convulsa, costras cutáneas y flatulencia. Está considerado también como un poderoso fortalecedor de los pulmones. El tomillo es un ingrediente clave del Listerine, un enjuague bucal muy popular.

DISPONIBILIDAD Y DOSIS: El tomillo está disponible en muchos supermercados y tiendas de productos para la salud. También está disponible como un extracto líquido, y también se puede comprar en las botánicas como una planta seca. El tomillo se puede aplicar directamente sobre la piel para aliviar las picaduras de mosquitos y aliviar el dolor reumático. Las infusiones de hasta dos gramos de hierba seca se pueden usar para tomarse como una infusión. También se puede usar como una infusión para hacer gárgaras. El aceite esencial de tomillo diluido se puede aplicar sobre la piel afectada por las costras.

CONTRAINDICACIONES: Como tiene un historial de uso como estimulante uterino, no debería ser usado por las mujeres embarazadas. Fetrow y Ávila advierten que no debería ser usado por aquéllos con un historial de gastritis y trastornos intestinales, y tampoco por los alérgicos a las plantas, tal como el pasto, o por aquéllos que padecen de la enterocolitis o de la insuficiencia cardiaca.

PRECAUCIONES ESPECIALES: Consulte con su médico antes de comenzar cualquier uso de una sustancia etnobotánica con fines medicinales. El tomillo puro no debería ingerirse, puesto que podría ser tóxico, hasta en pequeñas cantidades. El tomillo puede provocar reacciones alérgicas en algunas personas.

INVESTIGACIÓN MÉDICA: Se dice que el tomillo ha exhibido una actividad antifungicida, y que ha demostrado una acción espasmolítica en las pruebas con animales.

Uña de gato

Nombre botánico: *Uncaria tomentosa*

OTROS NOMBRES COMUNES: cat's claw; uña de gavilán; hawk's claw

ÁREAS DE CRECIMIENTO: En las selvas amazónicas del Perú, como también en Colombia, el Ecuador, Guyana, Trinidad y Tobago, Costa Rica, Guatemala, Panamá y Venezuela.

DESCRIPCIÓN FÍSICA: La planta crece como una vid o enredadera leñosa, y puede alcanzar alturas de casi treinta metros. El nombre común de *uña de gato* se debe a la forma de uña de gato de las espinas que crecen desde la base de las hojas. Tanto la corteza como la raíz de la vid se usan en la preparación de medicina. La corteza interior se prefiere como una fuente medicinal porque se regenera y su cosecha no daña la vid.

USOS TRADICIONALES: La uña de gato tiene una historial de uso que data desde los tiempos de los incas, y ha sido usada continuamente por los nativos de la América del Sur por dos mil años. La uña de gato ha sido utilizada por los indios ashaninka del Perú central en el tratamiento del asma, la inflamación del conducto urinario, la artritis y el reumatismo. También se usa por los indígenas en el tratamiento de las inflamaciones en general y las heridas. Además, se dice que algunos indios de Colombia la usan contra la gonorrea y la disentería.

DISPONIBILIDAD Y DOSIS: Se puede comprar como extracto líquido y de polvo de la corteza en cápsulas. Las dosis varían, y las cápsulas pueden variar desde unos pocos hasta quinientos miligramos. La hierba cruda se puede comprar en las botánicas, cortada y dejada secar al natural.

CONTRAINDICACIONES: Los expertos dicen que está contraindicada para personas que se someten a injertos de piel y transplantes de órganos, y también para aquéllos que padecen de problemas de coagulación, tuberculosis y enfermedades auto-inmunes.

PRECAUCIONES ESPECIALES: Consulte con su médico antes de comenzar cualquier uso de una sustancia etnobotánica con fines medicinales. Los expertos les recomiendan a aquéllos que toman la hierba a estar atentos a cualquier pérdida de sangre y episodio de hipotensión (baja presión de la sangre).

INVESTIGACIÓN MÉDICA: Aunque se ha usado medicinalmente por miles de años, la investigación médica de la uña de gato es relativamente nueva. El interés entre los investigadores aumentó después del año 1970 y, en 1994, la Organización Mundial de la Salud patrocinó una conferencia de la cual la uña de gato se reconoció como una planta medicinal. Los investigadores han concentrado su atención en varios fotoquímicos en la uña de gato. Entre ellos se encuentran los alcaloides okindoles, encontrados en la corteza y las raíces, y que ayudan a estimular el sistema inmunológico. Los investigadores han encontrado que otros alcaloides presentes en la planta tienen efectos diuréticos e hipertensos, y además bajan la velocidad del ritmo cardíaco. Los investigadores creen que otras sustancias encontradas en la uña de gato muestran propiedades antivirales y antiinflamatorias. Los flavonoides, las sustancias de la planta que les dan el color a las flores y las hojas, también protegen las células del ser humano del daño por oxidación. Las propiedades de la uña de gato la convierten en un elemento útil en el estudio de posibles tratamientos para el SIDA, la leucemia y otras formas de cáncer. A mediados de 1999, investigadores bajo la dirección del doctor Alan Snow de la Universidad de Washington en Seattle anunciaron que los Institutos Nacionales de la Salud iban a pagar por un estudio para mejor entender una sustancia derivada de la uña de gato que tenía la capacidad de inhibir la formación de placas en el cerebro de las ratas, como aquéllas asociadas con el mal de Alzheimer. También se encontraron efectos similares cuando la sustancia de la uña de gato, identificada como el producto de propiedad PTI-00703®, se combinaba con otra sustancia botánica bien conocida: el gingko biloba. Se espera conocer pronto los resultados de dichas pruebas clínicas.

Vinca

Nombre botánico: *Catharanthus roseus*

OTROS NOMBRES COMUNES: chata; periwinkle; pervinca; pervinca rosada; rosy periwinkle; vinca pervinca; vinca rosea

ÁREAS DE CRECIMIENTO: Natural de la isla de Madagascar. Se cultiva en muchos otros lugares.

DESCRIPCIÓN FÍSICA: Es una hierba que crece hasta una altura de casi un metro. Sus hojas son verdes y brillantes. Su flor es rosada.

USOS TRADICIONALES: La vinca es uno de los mejores ejemplos de planta que se ha convertido en una fuente principal de medicina para los seres humanos, ya que sirve de base para fármacos que combaten el mal de Hodgkin y la leucemia infantil. Si bien originó en la isla de Madagascar, fue llevada a Europa en el siglo XVIII y diseminada desde allí. Se usó a menudo como una planta ornamental. Antes de comenzar a ser usada como fuente de medicamentos modernos, la vinca tuvo un largo historial como tratamiento para los tumores, la colitis y la diarrea, para usarla como un astringente y diurético, y para aumentar el flujo menstrual. En partes de la América Central y del Caribe, la raíz y la hoja se usan para tratar la diabetes. La Comisión E Alemana dice que la vinca no se debe usar, aunque reconoce que se ha usado para tratar los trastornos circulatorios y el deterioro circulatorio cerebral, para mejorar la memoria y el pensamiento y para fortalizar el sistema inmunológico.

DISPONIBILIDAD Y DOSIS: Está disponible en polvo y como un extracto líquido. Las dosis varían. Los herbolarios recomiendan usar una cucharadita de hierba seca para hacer una infusión que puede consumirse hasta tres veces por día. Dos medicinas derivadas de la vinca, la vinblastina para el mal de Hodgkin y la vincristina para la leucemia infantil, son usadas por los médicos como parte de regímenes terapéuticos.

CONTRAINDICACIONES: *véase* "Precauciones especiales".

PRECAUCIONES ESPECIALES: Consulte con su médico antes de comenzar cualquier uso de una sustancia etnobotánica con fines medicinales. La Comisión E Alemana dice haberse comprobado que la vinca destruye los componentes sanguíneos en experimentos con animales. Como la mayoría de los supuestos méritos de la vinca no han sido documentados, la Comisión E Alemana dice que no se justifica su uso.

INVESTIGACIÓN MÉDICA: Los científicos han estudiado la vinca a fondo y han identificado más de setenta alcaloides de las partes de la planta, incluyendo la vincristina y la vinblastina. La investigación de la vinca comenzó en los años 50, cuando el Instituto Nacional del Cáncer comenzó un programa de estudio de los químicos de las plantas para ver sus posibles usos en la lucha contra la leucemia. Algunos de los laboratorios involucrados en el estudio expandieron la búsqueda y descubrieron una actividad anticancerosa en ciertos alcaloides. La vinblastina se aisló en 1961, y fue aprobada para el tratamiento del mal de Hodgkin y los cánceres testicular y de la mama. Dos años después, se autorizó la vincristina para usarla contra la leucemia infantil. Como dicen Gordon M. Cragg y Michael R. Boyd del Instituto Nacional del Cáncer: "Se han visto supervivientes a largo plazo, libres de enfermedad en el tratamiento de varios linfomas y leucemias, cáncer de vejiga y cáncer testicular. También se han visto varios beneficios paliativos de importancia en pacientes con cáncer de mama, melanoma y pequeñas células de cáncer del pulmón".

Zarzaparrilla
Nombre botánico: *Smilax officinalis*

OTROS NOMBRES COMUNES: brown sarsaparilla; cuculmeca; sasparilla; zarzaparrilla carmelita

ÁREAS DE CRECIMIENTO: Natural de la América Central y de Colombia.

DESCRIPCIÓN FÍSICA: Trepadora leñosa que puede crecer hasta una longitud de cinco metros. Tiene zarcillos que la ayudan a trepar, hojas en forma de huevos, y flores verdes. La raíz es angosta y muy larga, y se usa con fines medicinales.

USOS TRADICIONALES: La planta fue traída del Nuevo Mundo a España, junto con la raíz china (*Smilax china*), con gran fanfarria en el siglo XVI como una cura para la sífilis después de haber sido usada con algún éxito en el Caribe. Se nombró en el libro *Noticias del Nuevo Mundo* de Nicolás Monardes como una planta medicinal maravillosa. Sin embargo, su utilidad como una cura para las enfermedades venéreas fue echada a un lado, aunque se continuó su uso para ese fin hasta el siglo XIX. Se convirtió en un agente del sabor para el *root beer* (bebida no alcohólica hecha de varias raíces), pero este uso ha sido reemplazado con ingredientes artificiales. En la medicina tradicional, la zarzaparrilla se usó como un purificador de la sangre, un antiinflamatorio y un agente limpiador. Se usa comúnmente para tratar la soriasis y el eczema. Tiene esteroides como componentes y por esa razón se dice que ha sido usada por atletas como una medicina para mejorar sus actuaciones y también como un posible tratamiento para la impotencia. Sin embargo, no contiene testosterona, según la creencia popular. En Costa Rica se usa como un remedio para el catarro y un tónico para mejorar la inmunidad. En Jamaica se usa como un diurético. La Comisión E Alemana dice que se usa para las aflicciones reumáticas, los trastornos renales, y como un diurético y un diaforético (sudorífico).

DISPONIBILIDAD Y DOSIS: La zarzaparrilla está disponible en polvo, como una infusión, en tabletas, y también como un líquido. Para la soriasis, algunos expertos recomiendan tomar de uno a cuatro gramos de la raíz seca o hasta treinta mililitros del compuesto de zarzaparrilla concentrada en un cocimiento. También se recomienda un par de cucharaditas de la raíz en polvo en cocimiento como diurético.

CONTRAINDICACIONES: Las mujeres embarazadas o lactantes no deberían usar la zarzaparrilla. También está contraindicada si un individuo está tomando digitalis o bismuto.

PRECAUCIONES ESPECIALES: Consulte con su médico antes de comenzar cualquier uso de una sustancia etnobotánica con fines medicinales. La zarzaparrilla está considerada segura por la Administración de Fármacos y Alimentos de los Estados Unidos para dar sabor. Sin embargo, la Comisión E Alemana la cataloga como una planta medicinal cuyo uso es inapropiado. La Comisión E Alemana advierte que la zarzaparrilla puede llevar a malestares gástricos y a la incapacidad temporal renal. También puede afectar la acción de otras hierbas tomadas al mismo tiempo. La Comisión E Alemana advierte que además puede interactuar con la digitalis y el bismuto. Otros expertos dicen que puede provocar náuseas o dañar los riñones.

INVESTIGACIÓN MÉDICA: La investigación médica de la zarzaparrilla es modesta, si se considera su largo historial de uso como una planta medicinal. Un estudio de los años 40 mostró que los pacientes con soriasis, tratados con la zarzaparrilla, mostraron mejoría. Sin embargo, ese estudio ha sido criticado debido a su diseño. La zarzaparrilla ha demostrado actividad antiinflamatoria en los roedores. Se han recibido informes de pruebas en la China donde se mostraron que hasta un noventa por ciento de los casos agudos de sífilis fueron tratados eficazmente con la zarzaparrilla.

Bibliografía

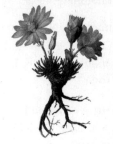

LIBROS

Arvigo, Rosita, y Michael Balick, *Rainforest Remedies: One Hundred Healing Herbs of Belize* (segunda edición). Twin Lakes, WI: Lotus Press, 1998.

Ávila, Elena, con Joy Parker, *Woman Who Glows in the Dark*. Nueva York: Jeremy P. Tarcher/Putnam, 1999.

Balick, Michael, y Paul Cox, *Plants, People, and Culture: The Science of Ethnobotany*. Nueva York: Scientific American Library, 1999.

Balick, Michael, Elaine Elisabetsky, y Sarah A. Laird, editores., *Medicinal Resources of the Tropical Forest: Biodiversity and Its Importance to Human Health*. Nueva York: Columbia University Press, 1996.

Bisset, Norman Grainger, editor, *Herbal Drugs and*

Phytopharmaceuticals. Stuttgart: Medpharm Scientific Publishing, 1994.

Blumenthal, Mark, y col., editores, *The Complete German Commission E Monographs: Therapeutic Guide to Herbal Medicines*. Austin, Texas: American Botanical Council, 1998.

Boettcher, Helmuth M., *Wonder Drugs: A History of Antibiotics*. Filadelfia y Nueva York: J.B. Lippincott Co., 1963.

Castleman, Michael, *The Healing Herbs: The Ultimate Guide to the Curative Power of Nature's Medici*nes. Nueva York: Bantam Books, 1995.

Chevallier, Andrew, *The Encyclopedia of Medicinal Plants*. Nueva York: D.K. Publishers Inc., 1996.

Coe, Michael D., *The Maya* (sexta edición). Nueva York: Thames and Hudson, Inc., 1999.

Davidow, Joie, *Infusions of Healing: A Treasury of Mexican-American Herbal Remedies*. Nueva York: Simon and Schuster, 1999.

Duke, James A., *CRC Handbook of Medicinal Herbs*. Boca Ratón, Florida: CRC Press, Inc., 1985.

Fetrow, Charles W., y Juan R. Ávila, *Professional's Handbook of Complementary and Alternative Medicines*. Springhouse: Springhouse Corp., 1999.

Fleming, Thomas, y col., editores., *PDR for Herbal Medicines*. Montvale: Medical Economics Company, 1998.

Foster, Steven, y James A. Duke, *A Field Guide to Medicinal Plants*. Boston: Houghton Mifflin Company, 1990.

González-Wippler, Migene, *Santería: African Magic in Latin America* (segunda edición). Plainview: Original Publications, 1992.

Griffin, Judy, *Mother Nature's Herbal*. St. Paul: Llewellyn Publications, 1997.

Griggs, Barbara, *Green Pharmacy: A History of Herbal Medicine*. Nueva York: The Viking Press, 1981.

Joyce, Christopher, *Earthly Goods: Medicine Hunting in the Rainforests*. Boston y Nueva York: Little, Brown and Company, 1994.

Kessler, David, Dr., *The Doctor's Complete Guide to Healing Herbs*. Nueva York: The Berkeley Publishing Group, 1996.

Mejía Ramírez, Jaime, *Some Medicinal Plants of Costa Rica*. Alajuela de Costa Rica: Imprenta y Litografía Publicrex, 1995.

Meza, Elsa N., editora, *Desarrollando nuestra diversidad biocultural:"Sangre de grado"y el reto de su producción sustentable en el Perú*. Lima: Fondo Editorial Universidad Nacional Mayor de San Marcos, 1999.

Morley, Sylvanus G., y George W. Brainerd, *The Ancient Maya* (tercera edición). Stanford: Stanford University Press, 1957.

Morton, Julia F., *The Atlas of Medicinal Plants of Middle*

America, Bahamas to Yucatan. Springfield: Charles C. Thomas, 1981.

Murray, Michael T., *The Healing Power of Herbs* (segunda edición). Rocklin, Califórnia: Prima Publishing, 1995.

Ody, Penelope, *The Complete Medicinal Herbal*. Nueva York: Dorling Kindersley, Inc., 1993.

Orellana, Sandra L., *Indian Medicine in Highland Guatemala: The Pre-Hispanic and Colonial Periods*. Albuquerque: University of New Mexico Press, 1987.

Programa de Salud Herberea (Corporación Metodista SEDEC, Medicina Natural. Concepción de Chile: SEDEC, 1998.

Queens Botanical Garden, *Harvesting Our History: A Botanical and Cultural Guide to Queens*. Flushing: Queens Botanical Garden, 1998.

Roeder, Beatrice A., *Chicano Folk Medicine from Los Angeles, Calif*. Berkeley: University of California Press, 1990.

Schultes, Richard Evans, y Robert F. Raffauf, *The Healing Forest: Medicinal and Toxic Plants of the Northwest Amazonia*. Portland: Dioscorides Press, 1990.

Seaford, C. E., *Folk Healing Plants Used in the Caribbean*. Puerto España de Trinidad: A.L. Falaah Productions Ltd., 1988.

Severynse, Marion, *The American Heritage Stedman's Medical Dictionary*. Boston: Houghton Mifflin Company, 1995.

Sheldon, Jannie Wood, Michael J. Balick, y Sarah A. Laird,

Medicinal Plants: Can Utilization and Conservation Coexist?
The Bronx: The New York Botanical Garden, 1997.

Soustelle, Jacques, *The Daily Life of the Aztecs*. Nueva York:
Macmillian Company, 1961.

Taylor, Leslie, *Herbal Secrets of the Rain Forest*. Roseville:
Prima Publishing, Inc., 1998.

Weiner, Michael, *Weiner's Herbal*. Mill Valley: Quantum
Books, 1990.

Wren, R. C., *Potter's New Cyclopedia of Botanical Drugs and
Preparations* (edición revisada). Saffron Walden, UK: C.W.
Daniel Company, Ltd., 1988.

PERIÓDICOS CIENTÍFICOS Y MÉDICOS

Abad, M. J., y col., "Antiinflammatory Activity of Some
Medicinal Plant Extracts from Venezuela," *Journal of
Ethnopharmacology* 55 (Diciembre de 1996), páginas
63–68.

Algería, Daniel, y col., "El Hospital Invisible: A Study of
Curanderismo," *Archives of General Psychiatry* 34
(Noviembre de 1977), páginas 1354–1357.

Almeida, Edvaldo Rodrigues de, y col., "Antiinflammatory
Action of Lapachol," *Journal of Ethnopharmacology* 29
(Mayo de 1990), páginas 239–241.

Appelt, Glenn D., "Pharmacological Aspects of Selected
Herbs Employed in Hispanic Folk Medicine in the San
Luis Valley of Colorado, USA: I. *Ligusticum porteri* (Ohsa)

and *Matricaria chamomilla* (Manzanilla)," *Journal of Ethnopharmacology* 13 (1985), páginas 51–55.

Bhakta, T., y col., "Evaluation of Hepatoprotective Activity of *Cassia fistula* Leaf Extract," *Journal of Ethnopharmacology* 66 (1999), páginas 277–282.

Bhargava, S. K., "Antifertility Agents from Plants," *Fitoterapia* LIX, 3 (1988).

Bird, H. R., y I. Canino, "The Sociopsychiatry of Espiritismo: Findings of a Study of Psychiatric Populations of Puerto Rican and Other Hispanic Children," *Journal of the American Academy of Child Psychiatry*, 1981, páginas 725–740.

Bose, Aruna, y col., "Azarcón por Empacho—Another Cause of Lead Toxicity," *Pediatrics* 72 (Julio de 1983).

Cáceres, Armando, y col., "Diuretic Activity of Plants Used for the Treatment of Urinary Ailments in Guatemala," *Journal of Ethnopharmacology* 19 (Marzo y Abril de 1987), páginas 233–245.

———, "Plants Used in Guatemala for the Treatment of Gastrointestinal Disorders. 3. Confirmation of Activity Against Enterobacteria of 16 Plants," *Journal of Ethnopharmacology* 38 (Enero de 1993), páginas 31–38.

———, "Plants Used in Guatemala for the Treatment of Respiratory Diseases. 1. Screening of 68 Plants Against Gram-Positive Bacteria," *Journal of Ethnopharmacology* 31 (Febrero de 1991), páginas 193–208.

Chamber, Bruce A., y col., "Initial Trials of Maytansine, An

Antitumor Plant Alkaloid," *Cancer Treatment Reports* 62 (Marzo de 1978), páginas 429–438.

Chauhan, Ashok K., y col., "A Review of Medicinal Plants Showing Anticonvulsant Activity," *Journal of Ethnopharmacology* 22 (Enero de 1988), páginas 11–23.

Chen, Zheng-Ping, y col., "Studies on the Anti-Tumour, Anti-Bacterial, and Wound-Healing Properties of Dragon's Blood," *Planta Medica* 60 (1994), páginas 541–545.

Council on Scientific Affairs, "Hispanic Health in the United States," *Journal of the American Medical Association* 265, 2 (9 de enero de 1991), 248–252.

Damodaran, S., y S. Venkataraman, "A Study on the Therapeutic Efficacy of Cassia alata, Linn. Leaf Extract Against Pityriasis versicolor," *Journal of Ethnopharmacology* 42 (Marzo de 1994), páginas 19–23.

DiStasi, Luiz C., y col., "Screening in Mice of Some Medicinal Plants Used for Analgesic Purposes in the State of São Paulo," *Journal of Ethnopharmacology* 24 (Septiembre de 1988), páginas 205–211.

Eisenberg, David M., y col., "Trends in Alternative Medicine Use in the United States, 1990–1997," *Journal of the American Medical Association* 280, 18 (11 de noviembre de 1998), páginas 1569–1575.

Erdelmeier, C. A. J., y col., "Antiviral and Antiphlogistic Activities of Hamamelis virginiana Bark," *Planta Medica* 62 (1996), páginas 241–245.

Filho, Valdir Cechinel, y col. "Isolation and Identification of Active Compounds from Drimys winteri Barks," *Journal of Ethnopharmacology* 62 (1998), páginas 223–227.

Freiburghaus, F., y col., "Evaluation of African Medicinal Plants for Their In Vitro Trypanocidal Activity," *Journal of Ethnopharmacology* 55 (1996), páginas 1–11.

Garrison, Vivian, "Doctor, Espiritista or Psychiatrist?: Health-Seeking Behavior in a Puerto Rican Neighborhood of New York City," *Medical Anthropology* 1, 2 (Primavera de 1977).

Gene, Rosa M., y col., "Anti-inflammatory and Analgesic Activity of *Baccharis trimera:* Identification of its Active Constituents," *Planta Medica* 62 (1996), páginas 232–235.

Gilbert, Benjamin, y col., "Activities of the Pharmaceutical Technology Institute of the Oswaldo Cruz Foundation with Medicinal, Insecticidal and Insect Repellent Plants," *An. Acad. Bras. Ci.,* 71 (1999), páginas 265–271.

———, "The Official Use of Medicinal Plants in Public Health," Ciência e Cultura: *Journal of the Brazilian Association for the Advancement of Science* 49, 5/6 (Septiembre/Diciembre de 1997), páginas 339–344.

González, J., y col., "Chuchuhuasha—A Drug Used in Folk Medicine in the Amazonian and Andean Areas. A Chemical Study of Maytenus laevis," *Journal of Ethnopharmacology* 5 (1982), páginas 73–77.

Gotteland, Martin, y col., "Protective Effect of Boldine in

Experimental Colitis," *Planta Medica* 63 (1997), páginas 311–315.

Hernández, Lesbia, y col., "Use of Medicinal Plants by Ambulatory Patients in Puerto Rico," *American Journal of Hospital Pharmacy* 41 (Octubre de 1984), páginas 2060–2064.

Hirano, Toshihiko, y col., "Effects of Stinging Nettle Root Extracts and Their Steroidal Components on the Na+, K1+ATPase of the Benign Prostatic Hyperplasia," *Planta Medica* 60 (1994), páginas 30–33.

Ibrahim, Darah, and Halim Osman, "Antimicrobial Activity of *Cassia alata* from Malaysia," *Journal of Ethnopharmacology* 45 (1995), páginas 151–156.

Kang, Jaw-Jou, y Yu-Wen Cheng, "Effects of Boldine on Mouse Diaphragm and Sarcoplasmic Reticulum Vesicles Isolated from Skeletal Muscle," *Planta Medica* 64 (1998), páginas 18–21.

Kassler, William J., y col., "The Use of Medicinal Herbs by Human Immunodeficiency Virus–Infected Patients," *Archives of Internal Medicine* 151 (Noviembre de 1991), páginas 2281–2286.

Lichius, Johannes Josef, y Carola Muth, "The Inhibiting Effects of *Urtica dioica* Root Extracts on Experimentally Induced Prostatic Hyperplasia in the Mouse," *Planta Medica* 63 (1997), páginas 307–310.

Lozoya, X., y col., "Spasmolytic Effect of the Methanolic Extract of *Psidium guajava*," *Planta Medica* 56 (1990), página 686.

Lutterodt, George D., "Inhibition of Microlax-Induced Experimental Diarrhoea with Narcotic-like Extracts of *Psidium guajava* Leaf in Rats," *Journal of Ethnopharmacology* 37 (Septiembre de 1992), páginas 151–157.

Lutterodt, George D., y Abdul Maleque, "Effects on Mice Locomotor Activity of a Narcotic-like Principle from *Psidium guajava* leaves," *Journal of Ethnopharmacology* 24 (Septiembre de 1988), páginas 219–231.

Marsh, Wallace W., y Mary Eberle, "Curanderismo Associated with Fatal Outcome in Child with Leukemia," *Texas Medicine* 83 (Febrero de 1987), páginas 38–40.

Marsh, Wallace W., y Kae Hentges, "Mexican Folk Remedies and Conventional Medical Care," *American Family Physician* 37 (Marzo de 1988), páginas 257–262.

Marwick, Charles, "Growing Use of Medicinal Botanicals Forces Assessments by Drug Regulators," *Journal of the American Medical Association*, 22 de febrero, 1995, página 607.

Mota, M. L. R., y col., "Anti-inflammatory Action of Tannins Isolated from the Bark of *Anacardium occidentale* L.," *Journal of Ethnopharmacology* 13 (1985), páginas 289–300.

Mudgal, V., "Studies on Medicinal Properties of *Convolulus pluricaulis* and *Boerhaavia diffusa*," *Planta Medica* 28 (1975), páginas 62–67.

Muller, Klaus, y col., "Potential Antipsoriatic Agents: Lapacho Compounds as Potent Inhibitors of HaCaT Cell

Growth," *Journal of Natural Products* 62, 8 (1999), páginas 134–135.

Ness, Robert C., y M. D. Wintrob, "Folk Healing: A Description and Synthesis," *American Journal of Psychiatry* 138, 11 (Noviembre de 1981), páginas 1477–1481.

Oga, Seizi, y col., "Pharmacological Trials of Crude Extract of *Passiflora alata,*" *Planta Medica*, 1984, páginas 303–306.

Oliveira, Maria Gabriela M., y col., "Pharmacologic and Toxicologic Effects of Two Maytenus Species in Laboratory Animals," *Journal of Ethnopharmacology* 34 (1991), páginas 29–41.

Pachter, Lee M., "Ethnomedical (Folk) Remedies for Childhood Asthma in a Mainland Puerto Rican Community," *Archives of Pediatric and Adolescent Medicine* 149 (Septiembre de 1995), páginas 982–988.

——, "Home-Based Therapies for the Common Cold Among European American and Ethnic Minority Families," *Archives of Pediatric and Adolescent Medicine*, Noviembre de 1998, página 1083.

Padma, P., y col., "Effect of the Extract of *Annona muricata* and *Petunia nyctaginiflora* on Herpes Simplex Virus," *Journal of Ethnopharmacology* 61 (1998), páginas 81–83.

Paiva, L. A. F., y col., "Gastroprotective Effect of *Copaifera langsdorffii* Oleo-resin on Experimental Gastric Ulcer Models in Rats," *Journal of Ethnopharmacology* 62 (Agosto de 1998), páginas 73–78.

Petersen, Alyss F., "Alzheimer's Research Advance," *Genetic Engineering News* 19, 10 (15 de mayo de 1999).

Rabe, Tonia, y Johannes van Staden, "Antibacterial Activity of South African Plants Used for Medicinal Purposes," *Journal of Ethnopharmacology* 56 (1997), páginas 81–87.

Rao, V. S. N., y col., "Antifertility Screening of Some Indigenous Plants of Brazil," *Fitoterapia* LJX, 1 (1988).

Risser, Amanda L., y Lynette J. Mazur, "Use of Folk Remedies in a Hispanic Population," *Archives of Pediatric and Adolescent Medicine* 149 (Septiembre de 1995), páginas 978–981.

Rizzi, Renato, y col., "Mutagenic and Antimutagenic Activities of Uncaria tomentosa and Its Extracts," *Journal of Ethnopharmacology* 38 (Enero de 1993), páginas 63–77.

Román-Ramos, R., y col., "Anti-hyperglycemic Effect of Some Edible Plants," *Journal of Ethnopharmacology* 48 (Agosto de 1995), páginas 25–32.

Ruiz, A. Ramos, y col., "Screening of Medicinal Plants for Induction of Somatic Segregation Activity in *Aspergillus nidulans*," *Journal of Ethnopharmacology* 52 (1996), páginas 123–127.

Sharma, S. S., y Y. K. Gupta, "Reversal of Cisplatin-Induced Delay in Gastric Emptying of Rats by Ginger (*Zingiber officinale*)," *Journal of Ethnopharmacology* 62 (1998), páginas 49–55.

Simões, C. M. O., "Antiinflammatory Action of *Achyrocline satureioides* Extracts Applied Topically," *Fitoterapia* LIX, 5 (1988).

Soulimani, Rachid, y col., "Behavioral Effects of *Passiflora incarnata* L. and Its Indole Alkaloid and Flavonoid Derivatives and Maltol in the Mouse," *Journal of Ethnopharmacology* 57 (1997), páginas 11–20.

Souza-Formigoni, Maria Lucia Oliveria, y col., "Antiulcerogenic Effects of Two *Maytenus* Species in Laboratory Animals," *Journal of Ethnopharmacology* 34 (1991), páginas 21–27.

Speroni, E., y A. Minghetti, "Neuropharmacological Activity of Extracts from *Passiflora incarnata*," *Planta Medica*, 1988, páginas 488–491.

Trotter, Robert T. II, "Folk Remedies as Indicators of Common Illness: Examples from the United States–Mexico Border," *Journal of Ethnopharmacology*, 1981, páginas 208–220.

Tubaro, A., y col., "Evaluation of Antiinflammatory Activity of a Chamomile Extract After Topical Application," *Planta Medica*, 1984, página 359.

Ubillas, R., y col., "SP-303, an Antiviral Oliogomeric Proanthocyanidin from the Latex of *Croton lechleri* (Sangre de Drago)," *Phytomedicine* 1 (1994), páginas 77–106.

Vásquez, Beatriz, y col., "Antiinflammatory Activity of Extracts from Aloe Vera Gel," *Journal of Ethnopharmacology* 55 (1996), páginas 69–75.

Villarreal, M. I., y col., "Cytotoxic Activity of Some Mexican Plants Used in Traditional Medicine," *Fitoterapia* LXIII, 6 (1992).

257

Yamahara, Johji, y col., "Cholagogic Effect of Ginger and Its Active Constituents," *Journal of Ethnopharmacology* 13 (1985), páginas 217–225.

Zayas, Luis H., y Philip O. Ozuah, "Mercury Use in Espiritismo: A Survey of Botanicas," *American Journal of Public Health*, Enero de 1996, página 111.

COMPENDIOS MÉDICOS DISPONIBLES POR MEDIO DEL SERVICIO "MEDLINE" DE LA BIBLIOTECA NACIONAL DE MEDICINA DEL INSTITUTO NACIONAL DE LA SALUD DE LOS ESTADOS UNIDOS

Abad, M. J., y col., "Antiviral activity of Bolivian plant extracts," *Pharmacol Gen* 1999 abril 32 (4): 499–503.

Applewhite, S. L., "Curanderismo: Demystifying the health beliefs and practices of elderly Mexican Americans," *Health SocWork* 1995 noviembre; 20 (4): 247–253.

Banerjee, S., y A. R. Rao, "Promoting action of cashew nut shell in oil in DMBA-initiated mouse skin tumour model system," *Cancer Letter* 1992 febrero 29; 62 (2): 149–152.

Bolarinwa, Raji Y., "Antifertility activity of *Quassia amara* in male rats—in vivo study," *Life Sci* 1997; 61 (11): 1067–74.

Burkhard, P. R., "Plant-induced seizures: Reappearance of an old problem," *J. Neurol* 1999 agosto; 246 (8): 667–70.

Chavis, H., y col., "Friedelane triterpenoids from *Maytenus macrocarpa*," *J Nat Prod* 1998 enero; 61 (1): 82–5.

El Sayah, M., y col., "Action of polygodial, a sesquiterpene isolated from *Drimys winteri,* in the guinea-pig ileum and trachea 'in vitro,' " *Eur J Pharmacol* 1998 marzo 5; 344 (2–3): 215–21.

Emery, D. P., y J. G. Corban, "Camphor Toxicity," *J Pediatr Child Health* 1999 febrero; 35 (1):105–06.

Gebhardt, R., "Antioxidative and protective properties of extracts from leaves of the artichoke (*Cynara scolymus* L.) against hydroperioxide-induced oxidative stress in cultured rat hepatocytes," *Toxicol Appl Pharmacol* 1997 junio; 144 (2): 279–86.

———, "Inhibition of cholesterol biosynthesis in primary cultured rat hepatocytes by artichoke (*Cynara scolymus* L.) extracts," *J Pharmacol Exp Ther* 1998 septiembre; 286 (3):1122–8.

Goerge, J., y R. Kuttan, "Mutagenic, carcinogenic and cocarcinogenic activity of cashew nut shell liquid," *Cancer Letter* 1997 enero 15: 112 (1): 11–16.

Hammer, K. A., y col., "Antimicrobial activity of essential oils and other plant extracts," *J Appl Microbiol* 1999 junio; 86 (6): 955–90.

Hayashi, K., y col., "Antiviral activity of an extract of *Cordia salicifolia* on herpes simplex virus type 1," *Planta Medica* 1990 octubre; 56 (5): 439–43.

Iyer, R. P., y col., "*Brunfelsia hopeana* I: Hippocratic screening and antiinflammatory evaluation," *Lloydia* 1977 julio-agosto; 40 (4): 356–60.

Kamtchouing, P., y coll., "The protective role of *Anacardium occidentale* extract against streptozotocin-induced diabetes in rats," *J Ethnopharmacol* 1998 septiembre; 62 (2): 95–9.

Katsasou, A., y col., "Frequency of incidents reaction to the European standard series," *Contact Dermatitis* 1999 noviembre; 41 (5): 276–9.

Kong, Y. C., y col., "Antifertility principles of *Ruta graveolens*," *Planta Medica* 1989 abril: 55 (2):176–8.

López, Abraham A. M., y col., "Plant extracts with cytostatic properties growing in Cuba," *Revista cubana de medicina tropical* 1979 mayo-agosto; 31 (2): 97–104.

Mendes, G. L., y col., "Anti-hyperalgesic properties of the extract and of the main sespuiterpene polygodial isolated from the barks of *Diymys winteri* (Winteraceae)," *Life Sci* 1998; 63 (5): 369–81.

Montoya-Cabrera, M.A., y col., "Fatal poisoning casvo by oil of epazote, *Chenopodium graveolens*," *Gac Med Mex* 1996 julio-agosto:132 (4): 433–7.

Ramos Ruiz, A., y col., "Screening of medicinal plants for induction of somatic segregation activity in *Aspergillus nidulans*," *J Ethnopharmacol* 1996 julio 5; 52 (3): 123–7.

Ruppelt, B. M., y col., "Pharmacological screening of plants recommended by folk medicine as anti-snake venom—I. Analgesic and anti-inflammatory activities," *Mem Inst Oswaldo Cruz* 1991;86 Suppl 2:203–5.

Spainhour, C. B. Jr., y col., "A toxicological investigation of the garden shrub *Brunfelsia calcyina* var. *floribunda* (yesterday-today-and-tomorrow) in three species," *J Vet Diagn Invest* 1990 enero; 2 (1): 3–8.

Suárez, M., y col., "Use of folk healing practices by HIV-infected Hispanics living in the United States," *AIDS Care* 1996 diciembre; 8 (6): 683–90.

Swanston-Flatt, S. K., y col., "Glycogemic effects of traditional European plant treatments for diabetes. Studies in normal and streptozocin diabetes mice," *Diabetes Res* 1989 febrero; 10 (2): 69–73.

Tratsk, K. S., y col., "Anti-allergic effects of oedema inhibition caused by the extract of *Drymis winteri,*" *Inflamm Res* 1997 diciembre; 46 (12): 509–14.

PERIÓDICOS

Brody, Jane E., "Herbal Remedies Tied to Pregnancy Risks," *The New York Times*, 9 de marzo de 1999, página F1.

Cheng, Mae, y col., "Keeping Well in a New World," *Newsday*, 28 de septiembre de 1997, páginas A6–7.

DeStefano, Anthony M., y col. "Remedies from Home," *Newsday*, primero de octubre de 1997, página A5.

Ochs, Ridgely, "A Second Opinion," *Newsday*, 15 de febrero de 1999, página A13.

Sánchez, Ray, "Well Armed: Faith, Family in Mind, 'El Duque' Shines," *Newsday*, 23 de octubre de 1999, página A5.

DOCUMENTOS OFICIALES DEL GOBIERNO DE LOS ESTADOS UNIDOS

Form S-1 Registration Statement: Shaman Pharmaceuticals, Inc. Securities and Exchange Commission, Washington, D.C., 2 de septiembre de 1999.

PARTES DE PRENSA

ProteoTech, Inc., "Researchers pinpoint structure within proteoglycans critical to enhancement of beta-amyloid protein fibril formation that occurs in Alzheimer's disease," 16 de abril de 1999.

————, "Researchers report that a natural plant derivative from the Amazon rain forest in a rodent model inhibits the deposition of beta-amyloid deposits associated with Alzheimer's disease plaques," 16 de abril de 1999.

Shaman Pharmaceuticals, Inc., "Shaman.com Announces Expansion Into New Markets For Normal Stool Formula," 27 de junio de 2000.

REVISTAS AL SERVICIO DEL CONSUMIDOR

"Herbal Rx: The Promises and Pitfalls," *Consumer Reports*, Marzo de 1999, páginas 44-48.

PORTALES CIBERNÉTICOS

Junta Botánica Estadounidense
http://www.herbalgram.org

Facultad de Medicina Baylor
http://www.bcm.tmc.edu

Oficina Nacional para el Control de las Enfermedades de
   los Estados Unidos
   http://www.cdc.gov

Administración de Fármacos y Alimentos
   http://www.fda.gov

Hierbas Medicinales del Jardín Botánico de San Jorge en
   Santa Cruz, Islas Vírgenes Estadounidenses
   http://www.ecani.com/st.george.botgar/medhrb.htm

Milestones
   http://www.milestones.org

Mothernature.com
   http://www.mothernature.com

Instituto Nacional de la Salud de los Estados Unidos
   http://www.nih.gov

The New England Journal of Medicine
   http://www.nejm.com

Academia de Medicina de Nueva York
   http://www.nyam.org

Jardín Botánico de Nueva York
   http://www.nybg.org

Compañías Raintree
   http://www.rain-tree.com

Laboratorios Shaman
   http://www.shamanbotanicals.com

Organización Mundial de la Salud
   http://www.who.int

Tabla de conversión de medidas

Conversión de medidas para líquidos

Sistema Imperial de Medidas	Sistema Métrico Decimal
1 onza líquida	29,57 mililitros/2,96 centilitros/ 0,03 litros
1 pinta (16 onzas líquidas)	473,18 mililitros/47,32 centilitros/0,47 litros
1 cuarto de galón	904,64 mililitros/90,46 centilitros/0,95 litros
(2 pintas; 32 onzas líquidas)	
1 galón	3.785,40 mililitros/378,54 centilitros/3,79 litros
(4 cuartos de galón; 128 onzas líquidas)	

Sistema Métrico Decimal	Sistema Imperial de Medidas
1 mililitro	0,04 onzas líquidas
1 centilitro	0,34 onzas líquidas
1 decilitro	3,38 onzas líquidas
1 litro	33,81 onzas líquidas/1,06 de cuarto de galón/0,26 de galón

Conversión de medidas para sólidos

Sistema Imperial de Medidas	Sistema Métrico Decimal
1 onza	28,35 gramos
1 libra (16 onzas)	453,59 gramos

Sistema Métrico Decimal	Sistema Imperial de Medidas
1 gramo	0,04 onzas
1 kilogramo	2,20 libras (35,27 onzas)

Conversión de medidas para distancias y longitud

Sistema Imperial de Medidas	Sistema Métrico Decimal
1 pulgada	25,4 milímetros/2,54 centímetros/0,03 metros
1 pie	04,8 milímetros/30,48 centímetros/0,30 metros
1 yarda	91,44 centímetros/0,91 metros
1 milla	1609,34 metros/1,61 kilómetros

Sistema Métrico Decimal	Sistema Imperial de Medidas
1 milímetro	0,04 pulgadas/0,003 pies/0,001 yardas
1 centímetros	0,39 pulgadas/0,03 pies/0,01 yardas
1 metro	39,37 pulgadas/3,28 pies/1,09 yardas
1 kilómetro	3.280,80 pies/1.093,60 yardas/0,62 millas

Conversión de temperaturas

Fahrenheit	Centígrados	Centígrados	Fahrenheit
0	−17	−20	−4
5	−15	−15	5
10	−12	−10	14
15	−9	−5	23
20	−6	0	32
25	−3	5	41
30	−1	10	50
35	1	15	59
40	4	20	6
45	7	25	77
50	10	30	86
55	12	35	95
60	15	40	104
65	18	45	113
70	21	50	122

Tabla de conversión de medidas

Fahrenheit	Centígrados	Centígrados	Fahrenheit
75	23	55	131
80	26	60	140
85	29	65	149
90	32	70	158
95	35	75	167
100	37	80	176
105	40	85	185
110	43	90	194
115	46	95	203
120	48	100	212
125	51	105	221
150	65	110	230
175	79	115	239
200	93	120	248
225	107	125	257
250	121	150	302
275	135	175	347
300	148	200	392
325	162	225	437
350	176	250	482
375	190	275	527
400	204	300	572
425	218	500	932
450	232		
475	246		
500	260		

Índice

Sobre el autor

ANTHONY M. DESTEFANO es redactor del periódico *Newsday* en la ciudad de Nueva York. El señor DeStefano está a cargo de las noticias relacionadas con el sistema judicial y con los cambios que se van llevando a cabo en Nuevo York debido a la inmigración. Anteriormente trabajó en el periódico *Wall Street Journal*. El señor DeStefano formó parte del equipo de periodistas de *Newsday* galardonado con el Premio Pulitzer de Periodismo del año 1992. El autor es graduado del Ithaca College, Michigan State University y New York Law School.